図表＆イラスト＆キャラクターで
ケモ "はじめて" さんにすぐ役立つ！

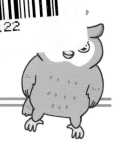

ハジケモ

がん薬物療法の看護の
ポイントがわかる

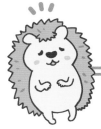

京都第二赤十字病院 がん看護専門看護師 **淺野耕太**

MC メディカ出版

は じ め に

　がん薬物療法は、年々新たな治療薬やレジメンが登場し、より効果のある治療が可能となってきました。そのことは生存期間の延長やQOL向上につながり、たいへん有意義なことです。

　一方で、こうした個別性の高い治療を実現するには、私たち医療者も新しい薬剤やレジメンに対応した投与管理やケアの知識の習得が必須です。はじめて「がん薬物療法」「抗がん剤」、またはじめて抗がん剤の副作用を目にする看護師さんは、わからないことへの戸惑いや漠然とした不安でいっぱいだと思います。はじめて見る略語やカタカナも多く、そのことも不安の一因になると思います。

　実際、私のところには「なにから勉強を始めたらいいのか」「テキストがむずかしすぎる」「現場が忙しすぎて、じっくり勉強をしたい気持ちが遠のく」という声が聞こえてきます。さらに昨年からは、今まで以上に厳重な感染対策が求められるなど、現場の負担感も増えています。

　私は「がん薬物療法の看護は看護師としてとてもやりがいがある、ステキな仕事」だと感じています。少しでも多くの人にこの気持ちをお裾分けし、戸惑いや不安を取り除くことができればと思っています。

　「ハジケモ」というこの書籍のタイトルは、私が自院でがん薬物療法の勉強会を始めたときに、「はじめての人でも、わからないことをはずかしがらずに、はじめて参加できる勉強会」を目指してつくった言葉です。

　これからがん薬物療法の勉強をはじめてみたい人に、ぜひ、本書「ハジケモ」を手に取っていただき、少しでも多くのがん薬物療法が好きなハジケモ仲間が増えることを願います。

2021年9月

京都第二赤十字病院　がん看護専門看護師　淺 野 耕 太

ハジケモ - がん薬物療法の看護のポイントがわかる - 目次

第1章 はじめてのがん薬物療法
がん薬物療法を学んでみたいあなたへ

第2章 写真とイラストで確認
点滴をうまくなりたいあなたへ

第 **3** 章 │ 患者さんの困りごとに対応
質問にバッチリ答えたいあなたへ

WEB動画の視聴方法

本書の動画マークのついている項目は、WEBページにて動画を視聴できます。以下の手順でアクセスしてください。

■メディカID（旧メディカパスポート）未登録の場合

メディカ出版コンテンツサービスサイト「ログイン」ページにアクセスし、「初めての方」から会員登録（無料）を行った後、下記の手順にお進みください。

https://database.medica.co.jp/login/

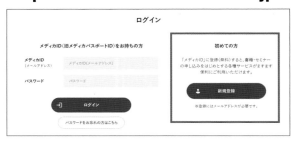

■メディカID（旧メディカパスポート）ご登録済の場合

①メディカ出版コンテンツサービスサイト「マイページ」にアクセスし、メディカIDでログイン後、下記のロック解除キーを入力し「送信」ボタンを押してください。

https://database.medica.co.jp/mypage/

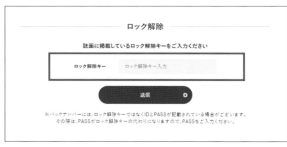

②送信すると、「ロックが解除されました」と表示が出ます。「動画」ボタンを押して、一覧表示へ移動してください。

③視聴したい動画のサムネイルを押して動画を再生してください。

ロック解除キー　hajicemo2021

＊WEBページのロック解除キーは本書発行日（最新のもの）より3年間有効です。有効期間終了後、本サービスは読者に通知なく休止もしくは終了する場合があります。

＊ロック解除キーおよびメディカID・パスワードの、第三者への譲渡、売買、承継、貸与、開示、漏洩にはご注意ください。

＊図書館での貸し出しの場合、閲覧に要するメディカID登録は、利用者個人が行ってください（貸し出し者による取得・配布は不可）。

＊PC（Windows / Macintosh）、スマートフォン・タブレット端末（iOS / Android）で閲覧いただけます。推奨環境の詳細につきましては、メディカ出版コンテンツサービスサイト「よくあるご質問」ページをご参照ください。

第 1 章

はじめての
がん薬物療法

がん薬物療法を
学んでみたいあなたへ

1 がん薬物療法ってなんですか？

01 ようこそハジケモさん、目指せケモマスター

■ ハジケモさんってなに？

はじめてがん薬物療法にたずさわる「ハジケモ」のみなさん、はじめまして。

この本は、「はじ」めて「ケモ（薬物療法)」にかかわることになったみなさんといっしょに、「ケモマスター」を目指していくためのものです。

「"ケモマスター"てなに？」と思ったみなさん。みなさんの施設の病棟や外来に、がん薬物療法にくわしい看護師はいらっしゃいませんか？ **ケモつまりがん薬物療法のことはなんでも知っている、穿刺がうまい、患者の心身の状況に合わせたケアもすばらしい**、みんなのあこがれのあの人のことですよ。残念ですが、あこがれのケモマスターに、明日すぐになるのはむずかしいでしょう。しかし、その道のりを、着実に丁寧に歩むことで、いつかケモマスターになれるかもしれません。

▼ ケモマスターへの道のり

	【step1】（ハジケモさん)	【step2】（ケモリーダーさん)	【step3】（ケモマスターさん)
目標	●点滴投与・管理を安全に行い、患者さんに治療が届けられることができる	●患者さんの副作用や生活状況に合わせた看護の提供ができる	●患者さんの生き方を尊重したセルフケア支援や意思決定支援ができる
具体的なマスターポイント	●点滴管理に関する知識技術を身につける	●がん薬物療法に関連した副作用のマネジメントができる	●ケモマスターとして、リーダーシップを持ってチーム医療を推進できる
	●薬物療法に使用される薬剤の基本的な知識を習得する	●がん薬物療法の導入時や指導時に説明できる	●薬物療法の患者さんの包括的なアセスメントができ、必要なケアを提供できる
	●薬物療法投与中の患者さんの異常や変化に対応できる	●薬物療法を受ける患者の特徴やレジメン・治療薬の特性について理解する	●薬物療法中の患者の療養生活に着目して支援ができる

この表はあくまで目安です。各施設で、上司や自分の知っているケモマスターたちと話し合って、自分の今の目標を掲げて課題と向き合い、日々の実践を積み重ねることがとても重要です。

とはいうものの、この本では、ハジケモさんを中心とした人たちに知っておいてほしい情報を少しでもわかりやすく届けて、日々の実践力の向上を目指していきたいと思います。

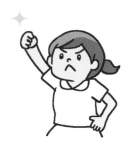

02 ｜ 今ドキのがん薬物療法

がん薬物療法の役割ってなに？

　私たち人間の身体は約 37 兆個の細胞から成り立っています。各細胞は必要に応じて、分裂、分化、増殖を繰り返して生命を維持しています。がんは、細胞のなかの遺伝子が、なんらかの異常を起こして増え続けた結果できたかたまり（腫瘍）です。がん薬物療法の役割は、分裂するがん細胞を傷害することで細胞増殖の勢いを止めることです[1]。

がん細胞の増殖の
勢いを止める！

がん治療は時代とともにこう変わっている!!

　従来のがん治療は、肺がん、胃がん、乳がんなど、それぞれのがんの種類に合わせた最適な治療法が、エビデンスに基づいて決定され、手術、放射線、薬物療法を組み合わせた治療が行われます。

　近年では、がんの組織や血液を用いて多数の遺伝子の異常がないか調べる、「がんゲノム医療」も開始となりました。異常な遺伝子に応じた薬が投与されることから、**「個別化医療」**とよばれ、今後、ますます発展していくことになりそうです。

　現在では、「細胞障害性抗がん剤」とよばれる従来の抗がん剤のほかに、がんを増殖させようとする分子に特異的にはたらく「分子標的薬」が開発されています。

▼ **従来のがん治療**

がんの種類に合わせた投薬

| 1st Line ファーストライン | 2nd Line セカンドライン | 3rd Line サードライン |

▼ **個別化医療**

異常な遺伝子に応じた投薬

「免疫チェックポイント
阻害薬」もお忘れなく！

がん薬物療法を取り巻く患者さんの環境

がん薬物療法の患者さんを取り巻く療養環境は大きく変化しました。以前は、継続的に薬物療法を受けるために入院しなければならないことが多かったのですが、今では、一部の血液がんを除き、多くの固形がんの薬物療法は、外来で行っています。患者さんが住み慣れている環境で生活を送り、仕事、学校、社会とつながりながら、治療を受けることができるようになりました。点滴だけでなく内服での治療も増えてきています。

▼ 病院から自宅へ

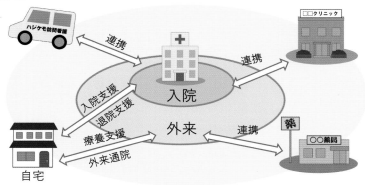

このように、がん薬物療法の治療自体が複雑になってきているだけでなく、**がん患者さんが、治療しながら、その人らしく生きていくことを支えるケア**など、多様なニーズに対応できる看護が必要になってきました。

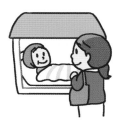

はじめてのがん薬物療法のコトバ● 「標準治療」

「がんの標準治療」というと、「標準」という言葉から、「普通」という印象を受けるかもしれませんが、正しくは「日本において、多くの臨床試験を重ねた結果、最も推奨された治療」を指しています。

国立がん研究センターがん情報サービス https://ganjoho.jp/public/index.html

あるある質問箱

Q1　治療って何回続けるのでしょうか?

A1　がんの種類や治療目的、使用する薬剤などによって、回数が異なります。毒性の強いものであれば、回数が制限されるのが一般的です。また手術や放射線治療と組み合わせるような術前・術後補助化学療法は回数が決まっています。逆に進行・再発の固形がんであれば、治療効果がなくなるまで続けられるのが一般的です。

04 | がん治療における薬物療法の位置づけ

がんは、腫瘍の大きさや広がりによって Stage Ⅰ～Ⅳ に分類されます。

早期がんとよばれる **Stage Ⅰ** や **Stage Ⅱ** のような**組織に限局した腫瘍**の場合は、根治手術でがんを完治することが目的となります。

Stage Ⅲ は**進行がん**とよばれ、**周辺のリンパ節にも転移**がみられます。この場合は、次ページでくわしく説明しますが、手術や放射線治療だけでなく、薬物療法を組み合わせた集学的な治療を行います。

Stage Ⅳ は**進行がん**、もしくは再発がんとされ、**原発臓器だけでなく遠隔転移**を伴います。そのため、手術ではなく、がん薬物療法を中心とした治療が展開されます。

▼ **がんのステージと治療の特徴**

	がんの状態	治療目的	予後	治療	治療期間
Stage Ⅰ	局所に限局	治癒を目指す	良好	手術が中心	短期間
Stage Ⅱ				手術が中心	
Stage Ⅲ				手術 + α（放射線 or 薬物療法）	
Stage Ⅳ	遠隔転移	症状緩和や延命目的	不良	薬物療法が中心（放射線療法も検討）	長期間

▼ **固形がんの薬物療法をひとことでいうと……**

がん治療は、局所にあるのか全身に広がっているのかによって、治療法が異なります。

○ 局所療法：局所に限られているので、手術や放射線療法が中心になる。
治療の理想は、体内からがん細胞を取り除く（＝治療を目指す）こととなる。

リンゴを腫瘍としたら

手術療法：病気のリンゴだけを取り除く

放射線療法：局所に放射線を当てることで、細胞死に至らす

○ 全身療法：切除不能な進行・再発がんの場合

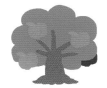
病気のリンゴが見えない

　手術適応外

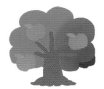
病気が周りにも及んでいる

　浸潤

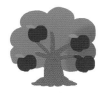
多数のリンゴが病気になっている

　遠隔転移

こういうときに…

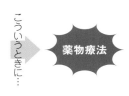
薬物療法

がんの治療は、手術療法、薬物療法、放射線療法に加えて、近年では新たに免疫チェックポイント阻害薬が免疫療法として登場しました。**4つの異なる治療方法を組み合わせて、より高い治療効果を目指した治療**が行われます。**こうした治療法を集学的治療といいます。**

▼ **集学的治療**

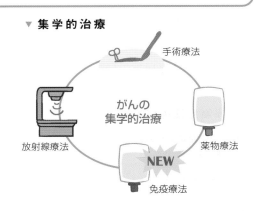

▼ **がん病変に対する治療の三本柱の特徴**

近年は、これに「免疫療法」も登場している。

		手術	放射線（外照射）	薬物療法（点滴・内服）
治療範囲		局所治療	局所治療	全身治療
治療期間		約1か月	約1か月	数か月〜数年
治療目標	根治的（治癒的）	完全切除	術後補助放射線療法	術前化学療法・術後補助化学療法、化学放射線療法、治療強度の高い薬物療法
	非根治的（緩和的）	部分切除、人工肛門の造設など	再発部位や疼痛部位への照射	緩和的化学療法（進行再発がん）

中根実．"がんの病態と臨床経過" がん看護学．第3版．東京，医学書院，2022，89．（系統別看護学講座，別巻）．

▼ **目的ごとの治療の組み合わせ**

がんの集学的治療の代表的な組み合わせとして、手術前に行う術前補助化学療法、術後に行う術後補助化学療法があります。

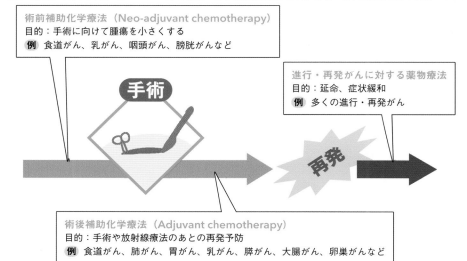

術前補助化学療法（Neo-adjuvant chemotherapy）
目的：手術に向けて腫瘍を小さくする
例 食道がん、乳がん、咽頭がん、膀胱がんなど

進行・再発がんに対する薬物療法
目的：延命、症状緩和
例 多くの進行・再発がん

術後補助化学療法（Adjuvant chemotherapy）
目的：手術や放射線療法のあとの再発予防
例 食道がん、肺がん、胃がん、乳がん、膵がん、大腸がん、卵巣がんなど

これらの治療を組み合わせることで、治療効果をより高めることができます。一方で、進行再発がんの場合は、薬物療法中心で行われることが多いです。

06 | がん薬物療法の治療目的

　がんの種類、ステージ、細胞の形や遺伝子の異常などによって、薬物療法の目的や治療薬、薬物の効き具合が異なります。そのため、がん薬物療法では、**看護師も治療目的を理解しておく**ことは患者さんの状態を理解するために非常に重要です。

▼ 薬物療法の目的

B群は薬物療法による治癒はむずかしいが、予後の延長が認められ、かつ50%以上の奏効割合が期待されるがん種。それ以下のがん種はC群に含まれる

区分	治療効果	がん種
A	治癒が期待できる	急性骨髄性白血病、急性リンパ性白血病、ホジキンリンパ腫、非ホジキンリンパ腫（中・高悪性度）、胚細胞腫瘍、絨毛がん
B	症状緩和や延命の効果が十分に期待できる	乳がん、卵巣がん、小細胞肺がん、非小細胞肺がん、大腸がん、多発性骨髄腫、慢性骨髄性白血病、慢性リンパ性白血病、非ホジキンリンパ腫（低悪性度）、胃がん、悪性黒色腫
C	延命効果・症状緩和が期待できる	骨肉腫、軟部組織腫瘍、頭頸部がん、食道がん、子宮がん、腎がん、肝がん、胆道がん、膵がん、脳腫瘍、甲状腺がん、前立腺がん

新野祐樹. "がん薬物療法の基本概念". がん診療レジデントマニュアル. 第8版. 国立がん研究センター内科レジデント編. 東京, 医学書院, 2019, 19.

　がんの種類によって、A群のように、**薬剤への反応がよく、がんの治癒や完全寛解を目指すことができるがん**もあれば、B群やC群のように、**薬物療法では治癒は望めないが、薬物療法によってある一定期間の延命や症状緩和が期待できるがん**もあります。

　A群には血液がんが多く、治癒を目指すため大量の抗がん剤を使用するなど、治療の強度が非常に高いです。できるだけ予定どおりのスケジュール、投与量で行うことが治療の成果につながります。一方、B群やC群では、できるだけ長期に生存期間が延長するように、治療の副作用が患者さんのQOLを阻害しないかをつねに検討しながら、治療をできるだけ長期に行っていくことが目標となります。

▼ 治療の目的を知らないと……？

いつまで治療をするのですか？

（C群なのだけれど）困ったなぁ。何と答えたらいいのかしら？

07 | がん薬物療法で使用する薬剤

このセリフ、みなさんも患者さんから尋ねられたこと、ありませんか?

がん薬物療法で使用する薬剤には、細胞障害性抗がん剤、分子標的薬、内分泌療法薬、免疫チェックポイント阻害薬などがあります。これらの薬剤は機序が違うため、がん細胞に対する効果や副作用は薬剤によって異なります。そのため一概に「髪の毛が抜ける」「倦怠感がある」とはいえません。がん薬物療法では、抗腫瘍効果(がんを小さくする)を狙ってこれらの薬剤を組み合わせることで、最大限の治療効果を上げることを狙いとしています。

抗がん剤をすると、必ず髪の毛が抜けるのでしょうか? しんどいのでしょうか?

▼ おもながん薬物療法の分類と種類

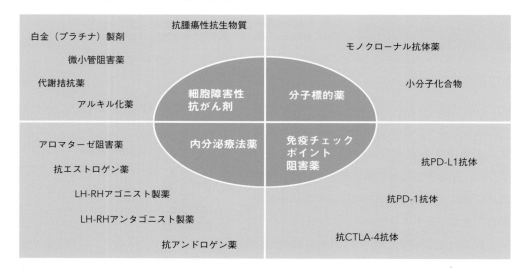

使用される薬剤によって、患者に起こりうる副作用の症状は異なります。看護師が薬物療法を受ける患者をケアするにあたり、それぞれの薬剤の特徴を覚えることや副作用に対するマネジメント方法を習得することが必須となります。

●引用・参考文献
1) 淺野耕太. がん患者さんへ. プロフェッショナルがんナーシング. 5 (1), 2015, 8-15.

Q2 どれくらいの間隔で治療をしますか？

A2 抗がん剤は身体に侵襲があるため、治療計画（レジメン）に基づいて安全に行います。薬剤ごとの効果や副作用の出現が異なるため、それぞれのレジメンによって投与間隔が最初から決められています。血液がんの治療では、連日投与される治療もあります。一方で、固形がんであれば、「週に1回」「2週（もしくは3週）に1回」など、ある程度の間隔をあけて投与されることが多くみられます。

MEMO

2 | がん薬物療法の流れを教えて

01 | 薬物療法開始までの流れ

患者さんが納得して治療を受けるためのサポート

　患者さんは、がんと診断されてから治療の開始までの間、ショックを受け、気持ちが揺れ動くなかで、治療の選択をはじめ、いろいろなことを決めていかなくてはなりません。看護師には、患者さんが納得して治療が受けられるようサポートすることが求められています。

▼ がん薬物療法開始までの流れ

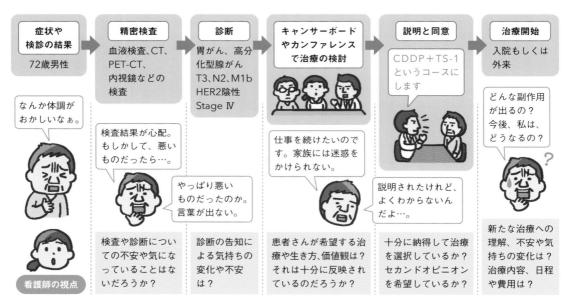

　患者さんや家族だけでは決められないことや、わからないことがたくさんあることが予測されます。まずは意思決定できない理由や困りごとの内容を焦点化しながら、患者さんや家族の話を聞いてみてください。また相談内容によっては、がん相談支援センターのスタッフやがん看護専門看護師、がん薬物療法看護認定看護師、乳がん看護認定看護師、緩和ケア認定看護師、ソーシャルワーカーや療養支援担当の看護師など、多くの専門職スタッフで連携し、患者さんが納得して治療が受けられることを目指しましょう。

02 　診断や治療決定に伴う検査

　がん薬物療法を行うまでに、さまざまな検査が行われます。

　診断に至るまでには、X線、CT、MRI、PET-CTといった画像検査に加えて、腫瘍マーカーなどのバイオマーカーが調べられます。治療を選択するために、バイオマーカーとしてドライバー遺伝子を調べることもあります。血液や組織から遺伝子情報を検査できるようになってきたことで、近年、がんの詳細な診断や個々に合わせた治療の選択に役立つようになってきました。

　私たち看護師が行う採血ひとつをとっても、それがなにを調べる検査なのかを把握することが、たいへん重要になっています。患者さんはどのように説明されたのか？　またそれを理解しているのか？　検査によってどのような不安があるのか？　などを傾聴することで、具体的なケアにつながります。

▼ **治療薬選択までの流れ（乳がんの場合）**

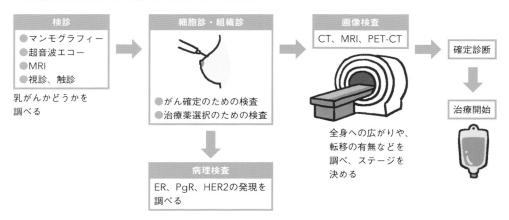

がんのバイオマーカー検査

　バイオマーカーとは、疾患そのものの状況や治療薬への反応を見るための指標のことです。血液や組織などを採取して調べることができます。バイオマーカーを調べることで、がんの診断や状態、予後が予測できるだけでなく、その人に合った最適な治療を選択することにつながります。

▼ 診断や病勢の判断に用いられるがんの主な腫瘍マーカー

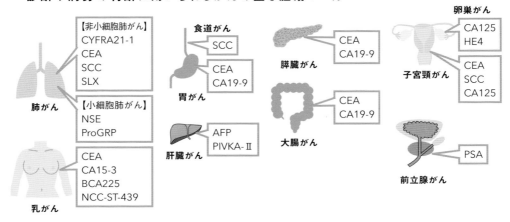

▼ 治療薬選択のための主なバイオマーカー

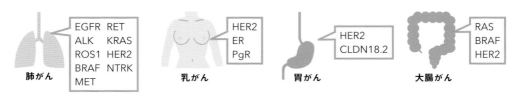

【そのほか】悪性黒色腫：BRAF、悪性リンパ腫：CD20、CD30、MSI：MSI-High 固形がん、
NTRK：NTRK 融合遺伝子陽性固形がん、BRCA：BRCA 遺伝子変異（乳がん、卵巣がん、前立腺がん、
膵がん）、FGFR：胆道がん、PD-L1：PD-L1 陽性がん

遺伝子から治療薬を選択する（ドライバー遺伝子）

　ドライバー遺伝子とは、発がんやがんの進行に直接的な役割を果たす遺伝子のことです。細胞には通常、細胞を増殖させる「アクセル」と、増殖を抑制する「ブレーキ」の機能があります。ドライバー遺伝子が異常を起こすと、アクセル

> **ここがハジケモポイント！● 「ドライバー遺伝子」**
> 　ドライバー遺伝子はがんの直接的な原因となる遺伝子のことですが、薬剤の効果を予測するバイオマーカーとして、ドライバー遺伝子を調べることがあります。

をずっと踏みっぱなしの状態となり、がん細胞が増殖し続けることになります。そのがんに特異的な遺伝子を調べることで、より効果的な治療薬を選択することができます。
　代表的なドライバー遺伝子には、HER2、RAS、BRAF、RET、EGFR、ALK、ROS1 などがあります。

○ HER2 遺伝子

　HER2とは、がん細胞の細胞膜にあり、細胞の増殖や分化にかかわっているタンパク質の一つです。HER2遺伝子が増えるとHER2タンパク質がつくられ、がんが成長しやすく

なります。乳がん患者の 15〜25％で HER2 遺伝子が増幅し、HER2 タンパク質が過剰に発現していることがわかっています。HER2 陽性乳がんは悪性度が高く予後不良とされていますが、トラスツズマブなどの抗 HER2 療法がよく効きます[1, 2]。

乳がん以外では、胃がんで治療薬選択のために調べられます。

○ RAS 遺伝子

RAS（ラス）遺伝子に変異があると、細胞の増殖にかかわる RAS タンパクがつくられます。RAS 遺伝子異常は大腸がん患者さんの約 50％にみられます。大腸がんで RAS 遺伝子が野生型（RAS 遺伝子変異がない）の場合、セツキシマブやパニツムマブといった「抗 EGFR（イージーエフアール）抗体薬」を使用できるため、大腸がんの薬物療法では治療前に RAS 遺伝子を検査します。

大腸がんにとても効果的な薬剤です

○ 肺がんのドライバー遺伝子

肺がんの場合、治療薬選択のために EGFR（イージーエフアール）遺伝子、ALK（アルク）融合遺伝子、ROS1（ロスワン）融合遺伝子、BRAF（ビーラフ）遺伝子、MET（メット）遺伝子など複数の遺伝子を同時に検査します。

肺がんでは、そのほかに免疫チェックポイント阻害薬の効果を予測するために、PD-L1（ピーディーエルワン）タンパクを検査します。

┃ B 型肝炎ウイルス（HBV）の検査

薬物療法を行うことで B 型肝炎ウイルス（HBV）が再活性化し、B 型肝炎を発症することがあります。そのために、薬物療法前に B 型肝炎ウイルスのキャリアではないか、もしくは既感染者かどうかを確認することが重要です。HBs 抗原を測定することでキャリアかどうかを確認します。HBs 抗原（−）であれば HBc 抗体や HBs 抗体も測定し、陽性であれば HBV-DNA で確定診断を行います[4]。

●引用・参考文献
1) 日本乳がん学会編．"病理診断／BQ5：HER2 検査はどのような目的で、どのように行うか？"．乳がん診療ガイドライン．2018 年版．333-8．https://jbcs. xsrv.jp/guidline/2018/index/byouri/bq5/
2) 平野大希ほか．"がんの分子標的治療"．がん生物学イラストレイテッド．第 2 版．渋谷正史ほか編．東京．羊土社．2019．325-54.
3) 光冨徹哉監修．もっと知ってほしいがんのバイオマーカーのこと．東京．NPO 法人キャンサーネットジャパン．2016．https://www.cancernet.jp/upload/ w_baio161214.pdf.
4) 日本肝臓学会．B 型肝炎治療ガイドライン．2021．144p．https://www.jsh.or.jp/lib/files/medical/guidlines/jsh_guidlines/B_v3.3.pdf（2021.7.6 閲覧）

01 | レジメンってなに？

レジメンとは治療計画のこと

　「レジメン」とは、治療名や薬剤名、時間などが記載されている治療計画書のことをいいます。がん薬物療法では、治療目標、治療計画、薬剤名、治療期間など、**レジメンの流れを看護師が把握することで、安全な投与管理につなげること**ができます。

▼ **なぜがん薬物療法でレジメンを守る必要があるのか？**（→ p.84）

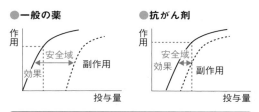

抗がん剤は安全域が狭いので、有害事象が出現しやすい!!

新野祐樹. "がん薬物療法の基本概念". がん診療レジデントマニュアル. 国立がん研究センター内科レジデント編. 第8版. 東京, 医学書院, 2019, 18.

レジメンには何が書いてある？

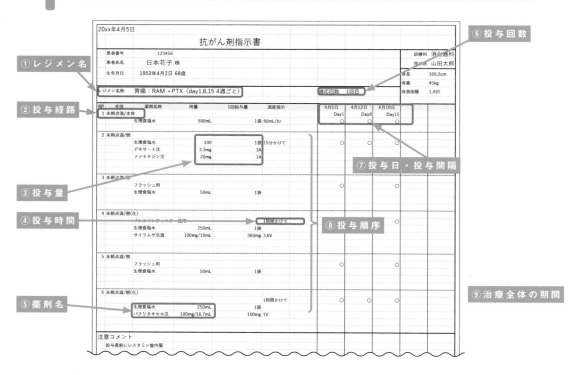

①レジメン名	③投　与　量
●レジメン名には「CBDCA ＋ PTX」「EC」「mFOLFOX6」など さまざまなものがある。自部署の診療科で使用するレジメン名は覚えておく	●多くの薬剤の投与量は体表面積で決定する 身長$^{0.725}$×体重$^{0.425}$×0.007184＝体表面積 ●身長が大きく変化することはないので、体重の増減が重要になる

②投　与　経　路
●「末梢静脈」「中心静脈」「髄注」「皮下注」など、投与経路が指示されている 【投与経路は必ず確認する】 ●基本は経静脈投与（末梢・中心静脈）で投与する。それ以外にも、経動脈投与、皮下投与、膀胱内投与、髄腔内投与などがあるため、どこから投与するのかを必ず確認する 【末梢から投与する場合でも投与方法に注意】 ●マグネシウムなど電解質などの投与時は配合変化を起こすことがあるため、同時投与する薬剤に注意する ●配合変化を起こす薬剤は、前後に生理食塩水でのフラッシュが必要（パニツムマブ、パクリタキセルなど） ●パクリタキセル（アルブミン懸濁型）、ドキソルビシン リポソーム注射薬、イリノテカン リポソーム注射薬、エトポシド、ビンクリスチンはインラインフィルターを通すと閉塞のおそれがあり、フィルターは使用しない ●インラインフィルターが必要な薬剤もある 　例【細胞障害性抗がん剤】パクリタキセル、カバジタキセル 　　【分子標的薬】パニツムマブ、ラムシルマブ、トラスツズマブ エムタンシン、トラスツズマブ　デルクステカン 　　【免疫チェックポイント阻害薬】ニボルマブ、ペムブロリズマブ、アテゾリズマブ、デュルバルマブ、イピリムマブ

④投　与　時　間	⑤薬　剤　名
●安全な投与管理のために、投与する薬剤ごとに時間が規定されている ●初回と2回目投与で、投与時間が異なる場合もある 例 末梢静脈から1時間かけて 生理食塩水（250mL）1袋 パクリタキセル注 100mg/16.7mL　100mg 1V	●薬剤名は「一般名」「商品名」「略名」で表記される。商品名なのか一般名なのかを判断する 「パクリタキセル 16.7mL を生理食塩水 250mL に混注することで、合計 250mL ＋ 16.7mL ＝ 266.7mL となり、それを1時間かけて投与する」という意味になる。

⑥投　与　回　数	⑦投　与　日・投　与　間　隔
●術後補助療法や術前補助化学療法や用量毒性のある場合は回数が制限されている。進行再発がんの場合は、投与回数の制限はなく、がんが進行して大きく（PD）なるまでのことが多い ● Stage ⅡやⅢなど治癒を目指した術前・術後補助化学療法といった治療では、基本的に投与回数は決まっている（それ以上は行わない） ● Stage Ⅳの進行・再発がんでは、がんが増大するまで続行（回数制限なし）。ただし薬剤によっては回数制限のあるものもある	●投与日：化学療法では、治療初日を「day1」とよぶ ●投与間隔：「連日投与」「毎週」「隔週投与」などがある

⑧投　与　順　序	⑨治療全体の期間
●投与順が逆になることで副作用が増強する薬剤などもあり、注意が必要	●投与期間や休薬期間が表記されている

ここがハジケモポイント！●

「事前にレジメンをチェック！」
●レジメンにわからない薬剤、用語があれば、投与当日までに調べるなどして解決しておきます。
●前回のレジメンと投与内容や量を比較し、投与方法を確認します。

はじめてのがん薬物療法のコトバ●

●**配合変化**：複数の輸液が混合することで、輸液自体が白濁したり、結晶化するといった外見的な変化が生じたり、薬物自体の効果に低下が生じること。
●**インラインフィルター**：輸液や輸液ライン中に混入した細菌や異物などを取り除くためのフィルターのこと。

4 | がん薬物療法をはじめる前に チェックしよう

　がん薬物療法をはじめる患者さんや家族は、病気や治療、今後に対する漠然とした不安で悩んでいることが少なくありません。患者さんにとってがん薬物療法は初めての体験です。なにが起こるかわからない未知の世界であり、それだけでも不安でいっぱいです。

　看護師には、患者さんが治療中の生活に適応できるためのサポートが求められています。患者さんや家族に、治療が始まるまでになにを準備してもらうのか、観察やケアの方法など、患者さんが主体的にできることを、具体的に提案しましょう。

01 | はじめてのがん薬物療法の意思決定支援

　薬物療法の意思決定は、がんが告知されたタイミングで意思決定をしなければならなかったり、腫瘍の再発や進行したというタイミングで薬物療法について説明されたりすることが多いという特徴があります。

▼ 薬物療法での告知の場面で医師から患者に話されることの一例

病状・病期
☐ 画像や血液検査から判断して、病状やステージがどの程度か
☐ 治療として、がん薬物療法が適応となること　など

治療目的
☐ 治癒を目指すのか
☐ 延命や症状緩和を目指すのか　など

治療の時期や治療方法
☐ 投与期間、いつから開始するのか
　など

そのほか
☐ 積極的な治療以外の選択肢（緩和医療）について
☐ 予後告知を希望された場合、残された時間がどれくらいあるのか
　など

副作用
☐ 実際にどんな副作用が出現するのか
☐ どういった対処を行っていくのか
　など

　患者さんや家族は、がんを告知されて衝撃を受けています。戸惑ったり、気持ちが混乱していることも多いでしょう。そんな状態のなかで、多くの、初めて知る情報をもとに、自分にとって最善の治療を決めなければならないたいへんさは、容易に想像できます。

　たとえば……

病名	「検査の結果、○○さんは大腸がんでした」
病期	「残念ながら、ステージはⅣでした」
治療方法	「手術や放射線治療は適応でないので、抗がん剤を使用した薬物療法を始めたいと思います」

治療内容 「FOLFOX という、治療方法となります」
「オキサリプラチンとフルオロウラシルという抗がん剤を使用します」

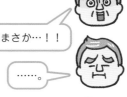

まさか…！！

……。

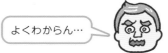

よくわからん…

　がん薬物療法は、薬剤名やスケジュールなどの情報が複雑で、情報量が多く、治療方法の理解がむずかしいのが特徴です。そのため看護師は、患者さんや家族がつらい気持ちであることをまず理解し、気持ちを少しでも表出できるようにサポートを始めましょう。そのうえで患者さんや家族の理解状況を把握することを、つねに心がけましょう。

意思決定をサポートする

　患者さんが、がんや薬物療法、副作用に対する不安が少しでも軽減し、納得して治療を受けるように、みずから意思決定ができるように多職種で意思決定をサポートしましょう。とはいうものの、いきなり意思決定支援といっても、みなさんとしては戸惑う気持ちがあるかもしれませんね。ここではハジケモさんができる意思決定支援を提案してみます。

▼ 意思決定のサポートのポイント

がんになった不安	治療がはじまる不安	混沌とした感情	答えが出ない疑問

①告知後の患者さんの感情を受け止める、気持ちをうかがう

しんどいことはしたくない。
けど、できれば孫が小学生になるまでは生きていたいなあ。

患者さんの感情をありのまま受け止めることが、その後の治療中の人間関係の構築にもつながります。

②治療開始に伴い、予測される問題を考える

1 人で暮らしているからなぁ。副作用が何か出たら心配や

患者さんの人生や生活で、これまで取り組んでこられたことをねぎらいつつ、現在のセルフケア力をみながら、治療中に予測される副作用や生活での問題を検討します。

③治療と暮らしとの折り合いを調整する

そうか、そういう副作用が出るかもしれんのか。
わからんときは相談したらいいんだね。
なんでも 1 人でしなければと思っていた。これだったら、抗がん剤の治療もなんとかやってみようと思う。

本人が意思決定できるように、適切な時期に、患者さんが抱えている問題に対する情報提供をします。

02 | 安全な投与に向けて、治療前に考えること

治療が始まる前に、本人の身体の状況や全身状態について、カルテを見たり、主治医、薬剤師に確認することで、安全に投与を施行するための準備を行いましょう。

看護師が治療前に確認したいこと

❶ 治療計画について

- 病名、病期、転移の有無、バイオマーカー、治療薬・レジメン、予測される副作用など
- 治療前になんらかの症状があるか？（ベースラインの確認）
- PS（Performance Status）や自宅での生活の様子（がんの症状や薬物療法の副作用が、日常生活にどの程度、影響しているか）
- 悪心・嘔吐のリスク
- アレルギーの既往の有無：治療中の過敏症のリスクを予測するため

▼ Performance Status（PS）

パフォーマンスステイタスとは全身状態の指標の一つで、日常生活の制限の程度をレベルに応じて 0～4 の 5 段階で表したものです。PS 0～2 が薬物療法の適応の目安です。

PS	患者の状態
0	まったく問題なく活動できる。発病前と同じ日常生活が制限なく行える。
1	肉体的に激しい活動は制限されるが、歩行可能で、軽作業や座っての作業は行うことができる。 例 軽い家事、事務作業。
2	歩行可能で自分の身の回りのことはすべて可能だが、作業はできない。日中の 50％以上はベッド外で過ごす。
3	限られた自分の身の回りのことしかできない。日中の 50％以上をベッドか椅子で過ごす。
4	まったく動けない。自分の身の回りのことはまったくできない。完全にベッドか椅子で過ごす

Common Toxicity Criteria. Version2.0 Publish Date April 30, 1999 http://ctep.cancer.gov/protocolDevelopment/electronic_applications/docs/ctcv20_4-30-992.pdf
JCOG ホームページ http://www.jcog.jp/

▼ 悪心・嘔吐のリスク因子

- 年齢（若年者：50 歳以下）
- 性別：女性
- 飲酒習慣なし
- 乗り物酔いが起こしやすい
- 妊娠中のつわりの履歴
- 前の治療での悪心の既往
- 不安

患者因子によっても悪心リスクが決まるため、事前に確認しておき、医療者間で共有する

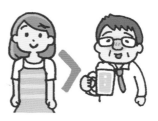

Olsen, M. et al. "Gastrointestinal and Mucosal Toxicities". Chemotherapy and Immunotherapy Guidelines and Recommendations for Practice. ONS. 2019, 293.

❷ 治療の受け止めなど

気持ちの変化と対処方法	病態や治療への理解度	その後のフォローの必要性
☐ これまでの治療で不安は？ ☐ 気持ちの変化は？ ☐ それに対する対処方法は？	☐ 病態や治療（病名、病期、治療目的、レジメン、副作用など）を理解しているか？ ☐ 補足説明や、説明の場の再設定は必要か？	☐ インフォームドコンセントへの反応はどうか？　その後のフォローは行ったか？ ☐ 治療開始後も継続してフォローが必要か？ ☐ どういったことをフォローするのか？

❸ 社会的な背景など

サポートの有無	生活や仕事への影響	療養の支援状況
☐ 家族や周囲のサポートはあるか？ ☐ 普段、サポートしてくれる家族や知人の存在は？	☐ どんな仕事をしているのか？ ☐ 治療継続に影響は？ ☐ スケジュールの調整は？ ☐ 副作用が日常生活に影響はないか？ ☐ 通院手段は？ ☐ 普段の生活のサポートや薬剤の管理は？	☐ 介護保険や訪問看護などの療養のサポート状況は？

03 患者さんの準備状況の確認とサポート

治療への理解を深めるためのサポート

　看護師は、患者さんの治療への理解をさらに深めるために支援します。患者さんの様子からも、理解度を示す言動がないか、注意しておくことも必要です。

❶ 治療目的

その治療は、治癒を目指すものか、症状緩和や延命を目指すものか？

治療目的や内容を理解しているのか？

● 「先生からは、治療についてはどのように言われていますか？」と、治療目的やスケジュールを患者さんがどのように認識しているか、尋ねてみましょう。

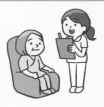

例 過度に期待していないか？　まったく理解していないか？
　　否認されているのか？　など

● 患者さんの理解状況によっては、医師からの再説明の場の設定が必要だったり、がん看護専門看護師やがん薬物療法看護認定看護師などの専門家、または部署内のプライマリチームで継続的にフォローが必要かもしれません。

❷治療計画

　レジメンや薬の内容、投与スケジュールについて、患者さんがどのように理解しているのかを確認します。

　「どんな薬を使うの？」「どんな治療や薬を組み合わせるの？」「いつ治療に来るの？」「どれくらいの期間を治療するの？」「レジメンや薬剤について、患者さんは理解しているの？」「抗がん剤を何剤使用するの？」「投与経路（静脈注射、皮下注、経口など）は？」などを理解してもらうことで、患者さんにとって不確実だった情報を確実なものにして、主体的に向き合ってもらうためのきっかけをつくります。

情報は口頭だけでなく文書でも確認を

● 患者さんに、自分が使用している薬剤名をきっちりと覚えてもらうのが理想ですが、まずは「自分は何種類の薬を使用しているのか？」「薬剤の投与経路は？」「薬剤の名前は？」など、今、自分がしている治療に関心をもってもらうことが大切です。

● 近年では、インターネットなどを利用して自分で調べる場合もあり、あいまいな情報でかえって混乱することも少なくありません（→ p.28）。医療者はパンフレットなどを使って正確な情報を提供することを心がけます。

❹副作用（有害事象）

　医師や薬剤師から副作用について説明を受けた際、説明された副作用がすべて出てしまうのではないかと思っている患者さんもいます。その患者さんはどういう副作用の出現が予測されているかを理解してもらうことで、不安の軽減につなげます。

副作用と主体的に上手に付き合うためのサポート

　看護師は、予測される副作用とうまく付き合う方法について、患者さんに理解をうながします。患者さんが自分でできることを、具体的に伝えていきましょう。

❶セルフケア獲得への支援

　予測される副作用に対して、患者さんのセルフケア能力に合わせて、主体的に取り組むことができるケアを提案します。

❷セルフモニタリング

　自分の身体の変化に気づき、治療日記（→ p.96）やアプリ（**例**「つたえるアプリ」など）に記載したり、報告できる力を身につけるための支援をします。

❸薬剤の管理方法の理解（内服抗がん剤の場合）

　自宅で抗がん剤を服用している場合、保管方法や破棄方法を指導します。

自宅での曝露予防対策
● ほかの家族が間違って口にすることがないよう、食品やほかの薬剤とは区別できる場所に保管します。 ● PTP 包装など薬剤の包装はビニール袋に入れて破棄します。 ● トイレは、排泄後、2 回流します。 ● 洗濯物は家族の衣類といっしょに洗っても構いませんが、吐物や排泄物が付着した場合は 2 度洗いします。1 回目は汚染された洗濯物を単独で、2 回目は通常の洗濯物といっしょに洗います。

❹ アピアランス（外見）ケア

薬物療法の副作用によって、外見の変化がみられることがあります。患者さんには他者や社会との接点があり、患者さんが心理的にも自分らしく過ごせるために、脱毛や皮膚障害、爪障害などの外見の変化に対してのケアを検討します。

脱毛ケアも含め、第 3 章でくわしく解説します。

脱毛ケア
● 治療薬によって脱毛のリスクをある程度予測できます。ときどき、「抗がん剤＝脱毛」と思い込んでいる患者さんが、脱毛リスクが低い薬剤を使用するにもかかわらず、高額なウィッグを購入してしまうケースがあります。今の段階でなにを準備しなければならないか、使用するレジメンや薬剤に合わせて説明しましょう（→ p.103）。 ● 治療開始後では、心身のストレスからウィッグを選びに行くのがむずかしくなることがあります。ほぼ 100％脱毛が予測されるレジメンであれば、身体の負荷のない治療前に選びにいくことをお勧めしています。

困ったときの対応の指導

在宅でのがん薬物療法中に困ったことが起きたとき、だれになにを連絡すればよいのか、休日や夜間の対応を含めてインフォメーションしておきます。

❶ 症状について困ったときの連絡について

たとえば、「37.5℃以上の熱が、半日以上続いた場合」「下痢が 1 日に 7 回以上あるとき」「悪心が強くて、食事も水分も摂取できないとき」など、連絡が必要な症状について、ある程度の指標を提案しておきます。

❷ 症状以外の困りごとの相談窓口の利用

がん相談支援センターなどについて、「いつ」「どこの」「だれ」にコンタクトを取るのかなど、具体的な利用方法を説明しておきます。

04	事前に行う検査へのサポート

● 採血のほかに採尿やレントゲンなど、治療前に治療の可否を判断するため、決められた検査を

必ず行う必要があります。患者さん・家族にも、具体的にどういうタイミングで行うかを理解してもらうことが大切です。

●外来薬物療法は通常の診察に加えて治療を行うために、時間がかかります。検査を効率よく行うことで、当日の疲労感を軽減することが期待されるために、どういった順路で外来に回るかを、事前に理解してもらいます。

情報との付き合い方への支援

● がん薬物療法は、説明される内容が複雑、かつ多岐に渡ります。説明された内容に対して、患者さんが理解しているのかを一つ一つ確かめながら、情報が過度にならないように、今、必要な最低限の情報にまとめ、複数回説明するなど心がけましょう。

● がん薬物療法は新しい情報も多いため、インターネットやニュースでも、たびたび取り上げられます。しかし情報が多すぎると、患者さんや家族が混乱する場合もあります。気持ちがつらく、自分の気持ちが整わないときは、あえて情報を入れすぎないようすることも必要です。

● また、とくにインターネットでは個人の見解を見かけることも多く、いつ、誰が、どんな見解や根拠で言っているのかを、見極める力が必要です。それがむずかしいときは、信頼できる医療者に確認するよう、伝えておきましょう。

ちょっとハジケモ・トピック● 「家族について」

　本人だけでなく、家族も病気や治療に戸惑い、なにかをしてあげたいけれど、なにをしたらいいのか戸惑われるケースがあります。

●国立がん情報センターホームページ

　日本では、国立がん情報センターが「家族ががんになったとき」や「身近な人ががんになったとき」などを情報提供しており、ネットなどで入手できます（ganjoho.jp）。

● 「もっと知ってほしい　大切な人ががんになったとき」（NPO 法人キャンサーネットジャパン）

　NPO 法人キャンサーネットジャパンから「もっと知ってほしい　大切な人ががんになったとき」という患者さん向けのパンフレットも入手できます。

● MD アンダーソンがんセンター

　アメリカの MD アンダーソンがんセンターの資料で「がん治療中に誰かの役に立つ 17 の方法（17 ways to help someone during cancer treatment）」が提案されています。

(https://www.mdanderson.org/cancerwise/19-ways-to-help-someone-during-cancer-treatment.h00-159223356.html)

●参考文献
1）Neuss,MN. et. al. 2016 Updated American Society of Clinical Oncology/Oncology Nursing Society Chemotherapy Administration Safety Standards, Including Standards for Pediatric Oncology. J Oncol Pract. 12(12). 2016. 1262-71.

01 がん薬物療法を受ける高齢がん患者の特徴

　日本は高齢社会であり、がん治療の場面でも、高齢であっても PS (→ p.24) が保たれていたり、心肺機能や肝機能、腎機能などの身体機能が保たれていれば、がん薬物療法を行うこともあります。ただし高齢者は、成人期よりも薬物の影響を受けやすいという特徴があります。そのため、安全に治療を受け、治療後も QOL を維持した生活を送るためには、患者さんの状況に合わせたきめ細やかなサポートが必要です。

　高齢者は、加齢による生理的な変化によって、臓器などの身体機能の低下や、複数の併存疾患の存在、多剤の服用、社会的な活動が低下しているといったケースがありますが、そういった特徴ががん薬物療法におけるリスクとなることを、認識しておきます[1,2]。

▼ **高齢者の特徴**

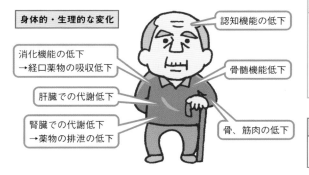

身体的・生理的な変化

認知機能の低下
消化機能の低下
→経口薬物の吸収低下
肝臓での代謝低下
腎臓での代謝低下
→薬物の排泄の低下
骨髄機能低下
骨、筋肉の低下

がん・薬物療法にて
がんの発症率が高い
併存症の発症率が高い
多剤内服
副作用が軽度であっても、身体機能低下に結びつきやすい

社会的な変化
収入の低下、経済力が低い
社会性の低下

ちょっとハジケモ・トピックス● 「がん治療において、『高齢者』は何歳から？」

　WHO では高齢者を 65 歳以上と定義しています。日本でも、日本 JCOG グループが国内のがん患者においても 65 歳以上を高齢者と定義しています。

「Vulnerable」の発音がむずかしいですが、英語的な発音をカタカナで書くと「ヴォーナボゥー」となります。

▼ **高齢者の状態の評価**[3]

Fit（フィット）	元気な非高齢者と同じ標準治療を受けることができる状態
Unfit（アンフィット）	元気な非高齢者と同じ標準治療を受けることができない状態
① **Vulnerable**	元気な非高齢者と同じ標準治療は受けることはできないが、なんらかの治療を受けることはできる状態
② **Frail**（フレイル）	積極的な治療の適応にならないと思われる状態（ベストサポーティブケアや緩和医療のみの治療の対象）

02 | 高齢者をどのように評価していくか？

　高齢者の評価として「高齢者機能評価」（Geriatric Assessment：GA）が用いられます。がん薬物療法では身体機能を CTCAE や PS などで評価していますが、高齢者はそれだけでは判断できません。さらに GA を用いて評価することで、日常生活での問題点や予後の予測、治療方針の決定、副作用の予測などにも有用であるといわれています[4]。

高齢者機能評価（G8：Geriatric 8）

　高齢者の治療方針を決定するときの参考にするために、G8 を用いて身体機能、服薬状況、栄養、認知機能を評価しています。

　カットオフ値は≦ 14 点以上で、臓器不全や PS に問題なければ、通常の薬物療法の適応になります。14 点以下であれば、薬物療法の適応の検討が必要だったり高齢者機能評価を追加して行ったりして、多職種でのサポートが必要となります。

▼ **高齢者機能評価（G8）**

質問項目	該当回答項目
過去 3 か月間で食欲不振、消化器系の問題、そしゃく・嚥下困難などで食事量が減少しましたか	0：著しい食事量の減少 1：中等度の食事量の減少 2：食事量の減少なし
過去 3 か月間で体重の減少はありましたか	0：3kg 以上の減少　1：わからない 2：1〜3kg の減少　3：体重減少なし
自力で歩けますか	0：寝たきりまたは車椅子を常時使用 1：ベッドや車いすを離れられるが、歩いて外出できない 2：自由に歩いて外出できる
神経・精神的問題の有無	0：高度の認知症または鬱状態 1：中程度の認知障害 2：精神的問題なし
BMI 値	0：19 未満　　1：19 以上 21 未満 2：21 以上 23 未満　　3：23 以上
1 日に 4 種類以上の処方薬を飲んでいますか	0：はい　　1：いいえ
同年齢の人と比べて、自分の健康状態をどう思いますか	0：良くない　0.5：わからない 1：同じ　　2：良い
年齢	0：86 歳以上　1：80 歳〜85 歳 2：80 歳未満

JCOG 高齢者研究委員会. 高齢者研究ポリシー http://www.jcog.jp/basic/org/committee/gsc.html

03 | がん薬物療法を受ける高齢者をどのようにサポートするのか？

　このような高齢者の特徴を踏まえると、がん薬物療法の場合でも、成人期の患者さんとは異なったサポートを考慮する必要があります。

▼ がん薬物療法を受けている高齢患者さんの注意点

「先生にお任せ」や、
治療を始めたらよいのかがわからない

アセスメント：情報が複雑かつ大量のため、治療を
　　行うかどうかなどを決めるのがむずかしい
プラン：情報の整理やソーシャルサポートを強化し、
　　意思決定をサポートする

治療中、がん薬物療法を行っていることを忘れている

アセスメント：認知機能の低下の程度
プラン：認知機能がどこまで保てているか、定期的に
　　評価する

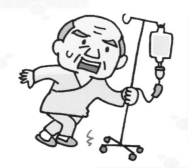

内服抗がん剤を飲めていない

アセスメント：アドヒアラン
　　スの低下
プラン：本人の薬に対する認
　　識を確かめる。家族や重要
　　他者の協力が得られるか

転倒して、点滴が抜けた
（血管外漏出）

アセスメント：皮膚が脆弱だった
　　り、皮膚の回復が遅延しやすい。
　　治療計画が予定どおりに行かな
　　い可能性
プラン：点滴をしっかり固定する。
　　テープによる皮膚損傷がないよ
　　うにケアする

副作用を他人に言えずに過ごした

アセスメント：心理的なバリアの有無を確認
プラン：医療者に体調を言っても良いことを
　　保障する

点滴中に転倒した

アセスメント：治療中に、さらに活動量や筋力が低下し、
　　転倒しやすい
プラン：転倒転落が起こらないようなベッド回りの環境
　　整備。筋力維持のためのリハビリを計画する

┃ 治療前のサポートとケア

　身体のアセスメントとして、心肺機能や、腎機能、肝機能といった代謝排泄機能の程度
を評価、情報共有し、点滴投与中の観察や有害事象の評価につなげます。

○ 転倒転落予防

　たとえば排泄機能について、高齢者は膀胱容量が限られているため、頻回な排泄行動に
つながり、転倒転落の危険性が高くなります。点滴前や点滴中のトイレへの移動について、
患者さんに誘導することが必要ですが、医療者も、高齢患者さんが点滴棒を持って安全に
移動できるような環境整備を行います。

○ 理解力低下へのアプローチ

　薬物療法について理解できているのか、認知力はどの程度あるのかなど、患者さんの理
解力をアセスメントします。薬剤名やレジメン名など、薬物療法で使われる用語には聞き
慣れない言葉やアルファベットも多く、高齢患者さんにとってわかりづらくなる遠因とも
なっています。事前に、患者さんがわからないことがないか、正しく理解できているかな
どを確認します。

○ スキンケア

　高齢者は皮膚が脆弱なため、皮膚損傷を生じやすい傾向があります。がん薬物療法を行う場合、事前に皮膚の状態をアセスメントし、点滴固定のテープは剥離刺激が少ないものを選びます[4]。

｜ 抗がん剤投与中のサポート

　治療前と同様、点滴中も転倒・転落に注意します。転倒リスクについてスタッフ間で情報共有したり、臥位からスムーズに座位になれるようにサポートする、転落予防にベッド柵を設置したりといった環境整備をするなど、高齢がん患者さんへの配慮が必要です。

｜ 治療後のサポート

●服薬管理：自宅での内服薬の管理について、たとえば指示された薬物を適切に内服できているか、確認します。本人が管理できない場合は、本人の認識や自宅でサポートできるキーパーソンの確認が必要です。

　経口抗がん剤を使用している場合は、薬剤をほかの家族やペットが誤って内服しないようにケースに入れて管理します。破棄するときはビニール袋に入れ、封をしてから破棄するように指導します。

●曝露対策：家族が取り扱う場合は手袋をして取り扱うこと、その後は石けんと流水を使って手洗いをすることを指導します。オムツを使用している場合は、曝露対策を意識した破棄方法ができているか指導します。

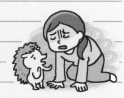

> **ここがハジケモポイント！●がん薬物療法の倦怠感と活動量低下**
>
> 　点滴投与後、「しんどいので、1週間くらい横になっていた」と患者さんが話しているのを聞かれたことはありませんか？　当然ながらその期間は活動低下に陥るため、筋肉や関節などの運動器の機能が低下する可能性があります。休息期間が長期的に継続すると、生活の質が低下するだけでなく、看護や介護の力が必要な廃用症候群につながっていきます。
>
> 　とくに、高齢者の場合、回復までの期間が長期化する可能性もあり、主治医の許可は必要ですが、倦怠感が軽い時期は可能な範囲で活動してもらうことも大切です。

●引用・参考文献
1) 日本臨床腫瘍学会, 日本癌治療学会編. "CQ1 高齢がん患者において、高齢者機能評価の実施は、がん薬物療法の適応を判断する方法として推奨されるか？". 高齢者のがん薬物療法ガイドライン. 2019, 東京, 南江堂, 2-5.
2) 田村和夫ほか. 高齢者がん診療指針策定に必要な基盤整備に関する研究. 厚生労働科学研究成果データベース. https://mhlw-grants.niph.go.jp/project/27713/1 (2021.9.8閲覧)
3) JCOG高齢者研究委員会. 高齢者研究ポリシー http://www.jcog.jp/basic/org/committee/gsc.html
4) 日本臨床腫瘍学会, 日本癌治療学会編. "CQ1. 高齢がん患者において、高齢者機能評価の実施は、がん薬物療法の適応を判断する方法として推奨されるか？". 高齢者のがん薬物療法ガイドライン. 2019, 東京, 南江堂, 2-6.
5) 淺野耕太. 大腸がん薬物療法中の予防的スキンケア. 看護技術. 66 (9), 2020, 955-61.

01 がん薬物療法に関する診療報酬

　医療現場では、「静脈注射が○円です」「盲腸の手術が○円です」など、費用について具体的な話を聞くことはあまりないでしょう。医療では、診療行為やサービスに対して「診療報酬○点」と点数が決められています。1点が10円なので、「診療行為（点数）× 10円＝金額」が、医療保険から病院が受け取る診療報酬となります。通常はこうした点数を合計して、患者さんはその何割か負担した結果「入院費○円」「本日の外来での費用が○円」と請求されます。

外来腫瘍化学療法診療料

　がん薬物療法に限ると、「外来腫瘍化学療法診療料」というものがあります。外来腫瘍化学療法診療料を算定できる施設で外来化学療法を行った場合に、この加算が算定ができます。施設基準によって、外来腫瘍化学療法診療料の1〜3に分かれます。

　外来腫瘍化学療法診療料の条件では、化学療法を行う部屋はどこでもいいわけではありません。専用のベッド（もしくはリクライニングチェア）がある部屋で行う必要があります。看護師も「化学療法の経験を5年以上有する専任の常勤看護師が化学療法を実施している時間帯において常時治療室に勤務している」ことが条件です。

　そのほか、FOLFOX などを皮下埋め込みポート（CV ポート）を用いて局所持続注入した場合に算定できる「抗悪性腫瘍剤局所持続注入」など、実施するレジメンによって算定できる項目が違うことを知っておくことも大切です。

▼ **外来腫瘍化学療法診療料**

> **1. 外来腫瘍化学療法診療料1**
> 　イ　抗悪性腫瘍剤を投与した場合
> 　　　(1) 初回から3回目まで 800 点
> 　　　(2) 4回目以降 450 点
> 　ロ　イ以外の必要な治療管理を行った場合 350 点
> **2. 外来腫瘍化学療法診療料2**
> 　イ　抗悪性腫瘍剤を投与した場合
> 　　　(1) 初回から3回目まで 600 点
> 　　　(2) 4回目以降 320 点
> 　ロ　イ以外の必要な治療管理を行った場合 220 点
> **3. 外来腫瘍化学療法診療料3**
> 　イ　抗悪性腫瘍剤を投与した場合
> 　　　(1) 初回から3回目まで 540 点
> 　　　(2) 4回目以降 280 点
> 　ロ　イ以外の必要な治療管理を行った場合 180 点

- がん患者指導管理料イ：医師が看護師と協働して診療方針などについて話し合い、その内容を文書などにより提供した場合　500点
- がん患者指導管理料ロ：医師、看護師または公認心理師が心理的不安を軽減するための面接を行った場合　200点
- がん患者指導管理料ハ：医師または薬剤師が抗悪性腫瘍剤の投薬または注射の必要性などについて文書により説明を行った場合　200点

　このうち、看護師はイとロの算定にかかわります。患者さんが治療方針の決定を理解できるように、患者さんの意思を確認することが求められます。ただし、家族だけに説明を行っても算定はできません。説明する看護師もだれでもよいわけはなく、定められたがん看護研修を受けて、事前に登録された看護師に限ります。

02　患者さんに関するお金① ： 公的医療保険

　がん治療に関する患者さんが支払う費用は、治療費だけでないため、すべてを合計すると、非常に高額になるケースがあります。とくに薬剤費は近年、非常に高額であり、1回あたり100万円を超えるがん薬物療法も登場しています。そのすべてを患者さんが負担しなくてもよいのですが、治療にまつわるお金は、患者さんにとって社会で生活する際の苦痛の大きな要因となります。

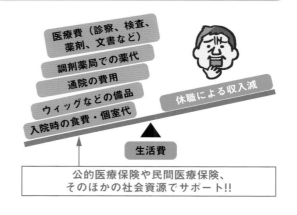

高額療養費制度 [1]

　「高額療養費制度」は、医療機関や調剤薬局の窓口で一定金額以上の医療費が支払われた場合、後に超過した金額が払い戻しされる制度です（個室代や食事代は含まれない）。上限額は年齢や前年度の所得によって異なるため、患者さん自身が上限額を知っておくことが大切です。

　「高額療養費制度」は後に申請することで還付されますが、請求から支給まで3か月ほど時間を要し、一時的には医療費の支払いが必要になります。そのためがん薬物療法が始

▼ 患者さんの治療費におけるさまざまな計算

●実際の支払いは？

例① 56歳男性会社員。自己負担限度額「ウ」の区分

「今日は治療日。診察、検査、薬剤含めて、全部で50万円でした」

| 健康保険給付額 | 7割 35万円 | 高額療養費 | 67,570円 |
| 病院での支払い額 | 3割 15万円 | 実際の支払い | 82,430円 |

例② 76歳女性（年金生活者）。所得区分 一般所得者
自己負担限度額18,000円

「今日は治療日。診察、検査、薬剤含めて、全部で50万円でした」

| 健康保険給付額 | 7割 35万円 | 高額療養費 | 132,000円 |
| 病院での支払い額 | 3割 15万円 | 実際の支払い | 18,000円 |

自己負担限度額：自己負担額は収入に応じて「ア〜オ」に区分される。事例①の患者さんの区分「ウ」は前年度の標準報酬月額が28〜50万円。自己負担額は80,100円＋（総医療費−558,000円）×1%　（2021年10月現在）

●よくある質問

①A病院で処方された、調剤薬局での薬代は自己負担額に含まれているの？

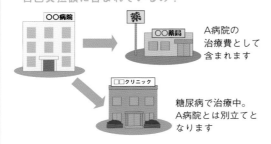

A病院の治療費として含まれます

糖尿病で治療中。A病院とは別立てとなります

②今回は外来でしたが、次は入院して治療を受けたいのですが…

治療費が変わります

70歳以下であれば、入院と外来は限度額が別立てです
70歳以上でも入院を含むと月の限度額が上がります

③なんで患者さんは、月またぎを嫌がるの？

例① 54歳女性 会社員 限度額区分「ウ」（月限度　80,100円＋α）
抗がん剤の投与で入院。**入院が月またぎとなる**

| 28日 | 29日 | 30日 | 31日 | 翌1日 | 2日 | 3日 | 4日 | 5日 |
| 医療費 30万円 支払い額 80,100円＋α | | | | 医療費 20万円 支払い額 6万円 | | | | |

今回の入院＝約14万円

例② 54歳会社員 女性 限度額区分「ウ」（月限度　80,100円＋α）
抗がん剤の投与で入院。同一月で退院

| 1日 | 2日 | 3日 | 4日 | 5日 | 6日 | 7日 | 8日 | 9日 |
| 医療費 50万円 支払い額 80,100円＋α | | | | | | | | |

今回の入院＝約8万円

まることがわかっている場合は、あらかじめ加入している健康保険組合から「限度額適用認定証」を申請・交付を受けることを勧めています。これによって窓口の支払い額を抑えることができます。高額療養費制度は年齢によって月々の上限額が異なりますが、70歳以上で現役なみの収入がある場合も交付が受けられるので、申請をしてもらうことを勧めています。

　介護保険に加入する 40 歳以上の人が保険料を納めて、介護が必要になったときにサービスが受けられる制度です。

- ●第 1 号被保険者：65 歳以上が対象です。原因を問わず、介護や日常生活の支援が必要になった場合にサービスを利用することができます。
- ●第 2 号被保険者：40 歳以上 64 歳以下で医療保険に加入している人が対象です。「特定疾病」によって介護や日常生活の支援が必要になったときにサービスを受けることができます。

　いずれにしてもサービスを希望する場合、①申請、②認定調査（訪問調査）、③認定審査・判定を行い、要介護認定を受けた後にサービスを受けることができます。がん薬物療法を受ける患者さんの場合、長期に治療を受けるなかで、徐々に自宅で生活することがむずかしい状況になり、徐々に介護が必要なケースがあり、治療中から前もって申請するケースがあります。

03 　患者さんに関するお金② : 民間医療保険 [2]

　民間医療保険とは、保険会社によって販売されている保険のことです。公的保険では補えない費用を補ってくれますが、加入している保険の保障内容によって、保障される治療が決まっています。よくあるケースとして、民間の保険には加入しているが、外来治療が対象とされていないため支払われなかったということがあります。患者さんに、自分が加入している保険がどこまで保障しているのか調べてもらいます。近年では、オプション（特約）でウィッグなどが保障もしてもらえる商品もあります。

　今後、加入される場合は、オプションについても検討を勧めるとよいでしょう。

「国立がん研究センター がん情報サービス」

（https://ganjoho.jp/public/support/backup/private_insurance.html）

04 　そのほかの社会資源

　どの社会資源が利用できるかは、患者さんによって大きく異なります。よく使用される社会資源の一例を紹介します。医療ソーシャルワーカー（MSW）や医療事務などと連携して、患者さんが安心して治療ができるようにサポートしましょう。

○ 傷病手当金

病気やケガなどを理由に仕事ができない期間に、加入している健康保険から傷病手当金が支給される制度です。加入している保険組合への問い合わせが必要となります。ただし、支給には条件があることや、期間が通算で1年6か月と期限があります。また国民健康保険は傷病手当金の制度がないため注意が必要です。

○ 医療費控除

医療費控除とは、1年間の医療費が一定額（年間10万円）を超えたときに所得控除を受けることができる制度のことです。医療費控除を受けるには確定申告をしなければなりません。病院での領収書以外にも、調剤薬局での領収書、通院にかかった交通費、一部の医療器具の購入費用、介護保険での介護費用なども対象となるため、領収書を残しておくことが重要です。国税局HPでくわしく調べることができます。

（https://www.nta.go.jp/taxes/shiraberu/taxanswer/shotoku/1120.htm）

○ 生活保護制度

生活保護制度は、「生活に困窮する方に対し、その困窮の程度に応じて必要な保護を行い、健康で文化的な最低限度の生活を保障し、その自律を助長する制度」です（厚生労働省ホームページより）。がんや治療によって、仕事に就くことができない、収入もないなど、生活に困窮した場合は、お住まいの市町村の福祉事務所に相談してみましょう。生活保護は受給要件があるために、調査後に受給ができるかが決定します。

○ 障害年金 [3]

障害年金は「病気やケガによって生活や仕事が制限されるようになった場合に、現役世代の方も含めて受け取ることができる年金」です（日本年金機構ホームページより）。国民年金に加入している場合は「障害基礎年金」、厚生年金に加入している場合は、「障害厚生年金」が請求できます。

●引用・参考文献
1）　厚生労働省. 高額療養費制度を利用される皆さまへ. https://www.mhlw.go.jp/stf/seisakunitsuite/bunya/kenkou_iryou/iryouhoken/juuyou/kougakuiryou/index.html.
2）　国立がん研究センター. がん情報サービス. https://ganjoho.jp/public/support/backup/index.html.
3）　日本年金機構. 障害年金に関する届出・手続き. https://www.nenkin.go.jp/service/jukyu/tetsuduki/shougai/index.html

　ここでは代表的なレジメンとそのポイントを挙げました。施設間での使用方法が異なることもあるので、自施設でどのように使われているか、必ず確認してください。

［薬剤］一般名
［略語］レジメンに使用している薬剤の略語
［適応］レジメンの代表的な適応
［どんなレジメン？］レジメンの特徴
［おもな副作用］ハジケモさんに知っておいてほしい、おもな副作用
［ハジケモポイント］ハジケモさんが担当するときに気をつけてほしいポイント
［スケジュール］代表的なスケジュール。患者さんの副作用の状況などによって変更されることがあるので、注意が必要です。

食道がん	FP 療法	悪心リスク：強度、脱毛リスク：軽度、 血管外漏出リスク：炎症性抗がん剤 CDDP（炎）、5-FU（炎）

［薬剤］シスプラチン＋フルオロウラシル　［略語］CDDP ＋ 5-FU
［適応］食道がん：局所がん（放射線療法との併用）や進行再発がん（Stage Ⅳ）
［どんなレジメン?］進行・再発がん（Stage Ⅳ）に使用される CDDP を使用する連日投与のレジメンである。CDDP による腎機能障害に注意が必要であるために、投与後に尿が十分に排泄されているのかを患者と共有する必要がある。
［おもな副作用］骨髄抑制、悪心・嘔吐、腎機能障害など
［ハジケモポイント］複数日に渡って治療を行うため、入院での治療となる。連日に抗がん剤を投与するため、静脈炎の可能性など血管のトラブルに注意する。腎障害予防のために水分の摂取ができているか、排尿ができているかを確認する。

［スケジュール］

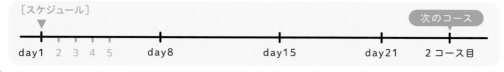

胃がん	DS 療法	悪心リスク：軽度、脱毛リスク：高頻度、血管外漏出リスク：壊死起因性

［薬剤］ドセタキセル+テガフール・ギメラシル・オテラシルカリウム配合剤　［略語］TS-1 + TXT

［適応］胃がん：おもにステージⅢの術後補助化学療法、Stage Ⅳ進行再発がんで白金製剤が使用できない場合にも使用されることも。

［どんなレジメン?］胃がんステージⅢの根治切除術後における術後補助化学療法の標準治療。1コース目と8コース目以降はS1単独療法。2〜7コース目にDS療法（q3W、3週間ごと）が行われる。

［おもな副作用］骨髄抑制、食欲不振、脱毛、悪心・嘔吐、末梢神経障害

［ハジケモポイント］脱毛は必須のために、事前に脱毛ケアについて情報提供する。爪や下肢浮腫など外見的な変化が生じる可能性もあり、出現時にアピアランスケアを行う。

［スケジュール］最初の1コースはS1のみ、2〜7コースはDS、その後はS1は半年間施行

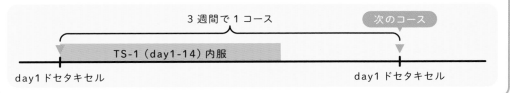

胃がん	wPTX + RAM	悪心リスク：軽度、脱毛リスク：高頻度、血管外漏出リスク：壊死起因性 PTX（壊）、RAM（非）

［薬剤］ラムシルマブ+パクリタキセル　［略語］wPTX + RAM

［適応］切除不能進行胃がん、再発胃がん（Stage Ⅳ）の2nd line（セカンドライン：2次治療）に使用される。

［どんなレジメン?］3週間連続して通院にて投与し、1週休薬。ほぼ毎週の通院が必要なので、通院が困難な場合、治療継続がむずかしくなる。RAM + nab-PTXも同様のスケジュールだが、nab-PTXレジメンのほうが好中球減少の割合が多いため、注意が必要。RAMは薬価が高額なために事前に費用についての説明が必要。

［おもな副作用］骨髄抑制、末梢神経障害、筋肉痛、関節痛、高血圧、タンパク尿、易出血傾向。

［ハジケモポイント］パクリタキセルもRAMも前投薬としてアレルギー予防のための抗アレルギー薬の投与がなされる。RAMはBevと同様の副作用がある（高血圧、タンパク尿、易出血傾向、創治癒遅延など）。患者自身による血圧のモニタリングは必須。タンパク尿のチェックのために尿検査が出される。創部がある場合、出血していないか確認し、強く鼻をかむと出血するために優しくかんでもらう。投与時には、パクリタキセルもRAMもインラインフィルターの使用が必要。

［スケジュール］

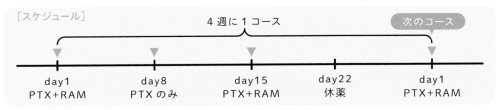

パクリタキセルには、溶剤として無水エタノールを含有しているため、通院には自転車、バイク、自動車の運転は控えてもらい、公共交通機関での通院を依頼する。

大腸がん	**CAPOX 療法**（カボックス）	悪心リスク：中等度、脱毛リスク：低程度、血管外漏出リスク：炎症性

[薬剤] カペシタビン+オキサリプラチン　[略語] CAPOX（CapeOX または Xelox）

[おもな適応] 大腸がん Stage Ⅲ の術後補助化学療法、切除不能・再発大腸がん。大腸がん以外でも、CDDP が不適応な切除不能・再発胃がんの 1st line。

[どんなレジメン?] 大腸がんの術後補助化学療法で使用される。切除不能大腸がんの場合、ベバシズマブもプラスして使用されることがある。

[おもな副作用] 骨髄抑制、倦怠感、食欲不振、悪心・嘔吐、末梢神経障害、手足症候群

[ハジケモポイント] オキサリプラチンの末梢神経障害に注意。冷感刺激を避ける。持続していないか、日常生活に影響に変化が出ないかをモニタリング、しびれがあっても付き合えるケアを考える。症状の増悪があれば報告してもらうことを指導。カペシタビンは手足症候群に注意。治療中の手足のセルフモニタリングと、皮膚ケアについて事前から理解してもらうことを心がける。また自宅で症状が強くなったときには休薬してもらい、病院に連絡するように伝える。

[スケジュール] **例** 大腸がんの術後補助化学療法　術後 4〜8 週ごろまでに開始

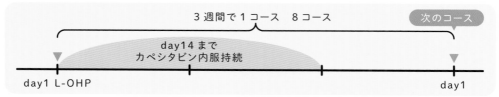

```
                    3 週間で 1 コース　8 コース              次のコース
         ┌──────────────────────────────────────────────┐
              day14 まで
              カペシタビン内服持続
    ▼───────────────────────────────────────────────────▼
  day1 L-OHP                                          day1
```

オキサリプラチンによる末梢神経障害とカペシタビンによる手足症候群の初期症状が類似するために、患者さんからすると同様の訴えや混在している場合もある。手足症候群であれば手の皮膚の観察、末梢神経障害であれば感覚障害やしびれなどの症状に加えて、日常生活への影響も確認しましょう。

FOLFOX や FOLFIRI について

● 分子標的薬ベバシズマブ（Bev）、ラムシルマブ（RAM）、アフリベルセプト（AFL）をプラスするときに注意すること

共通する副作用として、高血圧、易出血傾向、タンパク尿、インフュージョンリアクションなどがある。とくに高血圧は、血圧計を購入してもらい、患者自身での日々の血圧測定や、患者日記に記載するなどのモニタリングの指導が必要です。鼻血が出やすいために、鼻の粘膜に負荷がかからないよう、やさしくかんでもらうように指導します。

手術やポートを造設した場合、一定期間の休薬が必要です。CV ポート造設の場合は前後 7 日間、大きな手術の場合は 28 日間の休薬が望ましいとされています（参考資料：アバスチン適応使用ガイド　中外製薬）。

これらの分子標的薬は生理食塩水に溶解されるため、FOLFOX のオキサリプラチンが溶解されているブドウ糖溶液との相性はよくありません。分子標的薬投与後、ルート内を生理食塩水でフラッシュします。

| 大腸がん | **FOLFOX**
フォルフォックス | 悪心リスク：中等度、脱毛リスク：低程度、
血管外漏出リスク：炎症性
L-OHP（炎）、5-FU（炎） |

［薬剤］オキサリプラチン＋フルオロウラシル（＋レボホリナート）　［略語］L-OHP ＋ 5-FU（＋ l-LV）

［適応］切除不能・再発大腸がんの 1st line（もしくは 2nd line）に使用される代表的なレジメン。大腸がんの場合、RAS 遺伝子に変異がない野生型であれば、パニツムマブ、セツキシマブが上乗せされ、RAS 遺伝子に変異があればベバシズマブが上乗せされる。ほかに切除不能・再発胃がんにも使用されることもある。

［どんなレジメン?］大腸がんの代表的なレジメン。投与は隔週投与。Day1-3 にかけてフルオロウラシルの持続投与がある。フルオロウラシルの持続投与もあるために投与は CV ポートから投与される。ポートやインフューザーポンプの取り扱いや患者によっては自己抜針の方法についても指導が必要。

［おもな副作用］骨髄抑制、倦怠感、食欲不振、悪心・嘔吐、末梢神経障害など

［ハジケモポイント］倦怠感、食欲不振、悪心・嘔吐などの症状について、日常生活でどのように付き合っていくかを確認する。オキサリプラチンの末梢神経障害に注意。冷感刺激を避ける。持続して出現し、日常生活に影響があれば、報告してもらうことを指導。

［スケジュール］

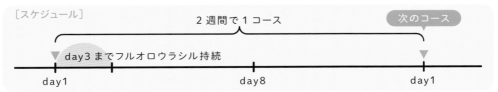

メインルートの輸液との各薬剤との混合に注意！：オキサリプラチンは生理食塩水の塩化物を配合すると分解されるので、生理食塩水との溶解は避ける。ベバシズマブはブドウ糖溶液と混合すると力価が下がるため、避ける。

● 分子標的薬 パニツムマブ（Pmab）やセツキシマブ（Cmab）をプラスするときに注意すること

　共通する副作用としては、ざ瘡様皮疹、皮膚乾燥による亀裂、爪囲炎、低マグネシウム血症が挙げられます。

　投与前から皮膚ケアについてのオリエンテーションを行うほか、症状の出現が予測される時期に応じたセルフケア支援が必要です。低マグネシウム血症の場合、マグネシウムの補正が行われる場合があります。マグネシウムの補正時には、ほかの輸液との配合変化に注意が必要です。

● FOLFOXIRI

　フルオロウラシルにイリノテカン、オキサリプラチンが加わったもの。それに加えてベバシズマブも上乗せされる場合があります。切除不能・再発大腸がんの 1st line に使用されます。day1 の点滴時間が長いのに加えて、イリノテカンとオキサリプラチンの副作用のマネジメントが必要です。CV ポートやインフューザーポンプの管理が必要です。

　膵がんの FOLFIRINOX との違いは、FOLFOXIRI はフルオロウラシルのボーラス投与（急速投与）がなく、持続のフルオロウラシルの量が多いために、施設によっては、大きなインフューザーポンプを使用します。

膵がん	**FOLFIRINOX** フォルフィリノックス	悪心リスク：高度、脱毛リスク：高頻度、血管外漏出リスク：炎症性 L-OHP（炎）、IRI（炎）、5-FU（炎）

[薬剤] オキサリプラチン、イリノテカン、フルオロウラシル　[略語] L-OHP、IRI、5-FU／I-LV

[適応] 切除不能・再発膵がん

[どんなレジメン?] フルオロウラシル、オキサリプラチン、イリノテカンを組み合わせたレジメン。3剤を組み合わせたレジメンのため、PS がよい、年齢が若いなど、副作用に耐え得ることが予測できる症例に適応となる。

[おもな副作用] 骨髄抑制、悪心・嘔吐、倦怠感、食欲不振、下痢、便秘、末梢神経障害

[ハジケモポイント] CV ポートから投与されるため、事前にポートやインフューザーポンプの管理などが必要。PS がよい、年齢が比較的に若い患者さんに適応とされているが、3 剤を組み合わせている分、副作用のつらさが日常生活に大きく影響することがある。オキサリプラチン、イリノテカン、5-FU それぞれの副作用マネジメントと、上手に付き合って生活することや周囲のサポートについて話し合うことが大切。仕事を抱えている患者では、治療継続のために仕事との調整なども必要になってくる。

[スケジュール]

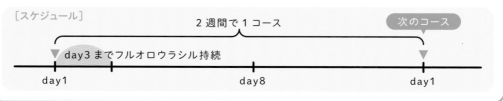

膵がん	**GnP 療法**	悪心リスク：中程度、脱毛リスク：高度、血管外漏出リスク：壊死起因性 nab-PTX（壊）、GEM（炎）

[薬剤] パクリタキセル注射薬（アルブミン懸濁型）、ゲムシタビン　[略語] nab-PTX ＋ GEM

[適応] 切除不能・再発膵がん

[どんなレジメン?] 切除不能・再発膵がんの代表的なレジメン。ほぼ毎週の通院が必要。

[おもな副作用] 骨髄抑制、倦怠感、末梢神経障害、筋肉痛・関節痛など

[ハジケモポイント] パクリタキセル注射薬（アルブミン懸濁型）は、パクリタキセルとは違ってアレルギーの発現はほぼないため、抗アレルギー薬の前投薬は不要。またインラインフィルターの使用もない。パクリタキセル注射薬（アルブミン懸濁型）の点滴としての実際の投与量は少なく、点滴ボトルに入っている量はきっちり滴下したい。メインルートの輸液など、ほかの薬剤との配合変化に注意（同時投与はしない）。泡立ちやすいので、滴下時に点滴筒で泡立てないように、最初はゆっくりと滴下する。末梢神経障害はパクリタキセルよりも出現しやすい。脱毛も必須のため、事前に脱毛ケアの説明が必須。人血清アルブミンを使用しているため、使用の際は血液製剤と同様の説明と同意書が必要。

[スケジュール]

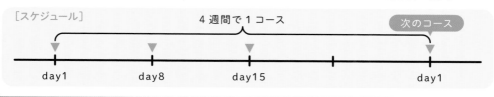

乳がん	**EC**	悪心リスク：高度、脱毛リスク：高度、血管外漏出リスク：炎症性 EPI（壊）、CPA（炎）

［薬剤］エピルビシン+シクロホスファミド　［略語］EPI、CPA　［適応］乳がん術前・術後補助化学療法

［どんなレジメン?］フルオロウラシルを追加して FEC というレジメンもある。エピルビシンは揮発性のため、曝露対策が必須。

［おもな副作用］骨髄抑制、悪心・嘔吐、食欲不振、倦怠感、脱毛、血管痛・静脈炎

［ハジケモポイント］エピルビシン投与によって、血管痛・静脈炎になることがある。投与後に生理食塩水でフラッシュする、投与前の血管選択をできるだけ毎回変えるなどといった工夫が必要。

［スケジュール］

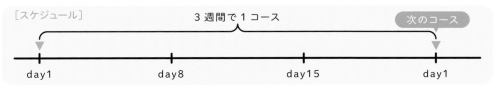

乳がん	**DHP**	悪心リスク：軽度、脱毛リスク：高度、血管外漏出リスク：壊死起因性 PER（非）、HER（非）、DTX（壊）

［薬剤］ペルツズマブ+トラスツズマブ+ドセタキセル　［略語］PER + HER + DTX

［適応］HER2 陽性の手術不能・再発乳がんの 1 次治療、術前・術後補助化学療法（4 コース DHP、その後はペルツズマブ／トラスツズマブのみを 14 コース）

［どんなレジメン?］HER2 陽性乳がんの代表的なレジメン。脱毛、爪障害、下肢浮腫などもあるため、アピアランスケアは必須。

［おもな副作用］ペルツズマブ／トラスツズマブ：インフュージョンリアクション、心機能障害、ドセタキセル：骨髄抑制、脱毛、爪障害、下肢浮腫、過敏症

［ハジケモポイント］初回はインフュージョンリアクションをはじめ、症状出現を考慮して投与時間が長くなるが、忍容性が確認できれば、時間が短縮できる。初回：ペルツズマブ：60 分、経過観察 60 分、トラスツズマブ：90 分（ペルツズマブ／トラスツズマブともに投与量も多いため、薬剤費も高い）。2 回目以降：ペルツズマブ：30 分、経過観察 30 分、トラスツズマブ：30 分。術後で 4 コース終了後のペルツズマブ／トラスツズマブの治療時には、再発毛など細胞障害性抗がん剤で見られた症状の回復があることや具体的なケアについて患者と共有する。2023 年よりペルツムマブ+トラスツズマブの配合皮下注製剤も登場。皮下注製剤は、初回投与 8 分（観察期間 30 分）、2 回目以降は忍容性が良好であれば、投与 5 分（観察期間 15 分）となる。

［スケジュール］

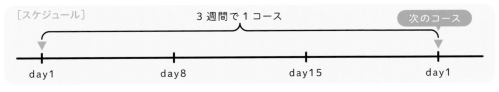

初回 90 分、2 回目以降 30 分ってなに?

　分子標的薬や免疫チェックポイント阻害薬の添付文書には「初回投与の忍容性が良好であれば、2 回目以降の投与時間は 30 分間まで短縮できる」という記載があるのをみかけます。この「忍容性」とはなんでしょうか?　日本薬学会は、「薬物によって生じることが明白な有害事象(副作用)が、被験者にとってどれだけ耐え得るかの程度をしめしたもの」と定義しています。

　初回投与時の代表的な有害事象として、アナフィラキシーショックやインフュージョンリアクションが挙げられます。こういった過敏症状が初回投与時に出現していないかを、意識して観察できているでしょうか。もしそういった症状が出た場合は、担当医に報告するだけでなく、次の担当看護師に継続して申し送りができていますか?

　こういったことを含め、「忍容性」を改めて考えることで観察ポイントが増えてくると思います。

卵巣がん	**cTC** **(conventional TC 療法)**	悪心リスク:中程度、脱毛リスク:高度、 血管外漏出リスク:壊死起因性 PTX(壊)、CBDCA(炎)

[薬剤] パクリタキセル+カルボプラチン　[略語] PTX + CBDCA

[適応] 術前・術後補助化学療法、手術不能・再発卵巣がん。子宮頸がん、子宮体がんなどの婦人科領域がん

[どんなレジメン?] 婦人科がんにおける代表的なレジメン。通常、3〜6 回施行される。症例によっては、ベバシズマブを併用することもある。

[おもな副作用] 骨髄抑制、悪心・嘔吐、倦怠感、食欲不振、末梢神経障害、筋肉痛・関節痛、脱毛

[ハジケモポイント] パクリタキセル、カルボプラスチンともにアナフィラキシーショックの原因となる。パクリタキセルは初回時にとくに注意。カルボプラスチンは投与回数が 8 回以上、もしくは再開時に注意する。PTX には添加剤にアルコールが含まれているため、通院は公共交通機関を利用してもらう。アルコール不耐患者にはパクリタキセルの代用としてドセタキセルが使用されることもある(DC 療法)。事前にアルコールの耐性を患者に確認しておくことが重要。

[スケジュール]

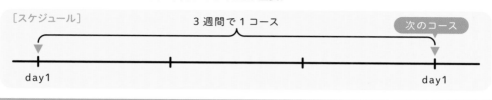

3 週間で 1 コース　　　　　　　　　　　　　　　次のコース

day1　　　　　　　　　　　　　　　　　　　　　　　　　　　　　　　　day1

肺がん	CBDCA + nab-PTX +ペムブロリズマブ	悪心リスク：中程度、脱毛リスク：高度、血管外漏出リスク：壊死起因性 CBDCA（炎）、nab-PTX（壊死）、Pembro（非）

［薬剤］カルボプラチン、パクリタキセル注射薬（アルブミン懸濁型）、ペムブロリズマブ

［略語］CBDCA、nab-PTX、Pembro　［適応］切除不能・再発非小細胞肺がん

［どんなレジメン？］3週間ごと。day1は3剤投与だが、day8とday15はnab-PTXのみ

［おもな副作用］悪心・嘔吐、末梢神経障害、関節痛・筋肉痛、脱毛、骨髄抑制（白血球・好中球減少）、ペムブロリズマブ（免疫チェックポイント阻害薬）による免疫関連有害事象（irAE）

［ハジケモポイント］カルボプラチンは悪心・嘔吐対策が必要。悪心・嘔吐は事前の予防が重要。制吐薬の内服指示があれば確実に内服することを確認。day2、3の朝にしっかりと制吐薬を飲んでもらう。day8とday15はパクリタキセル注射薬（アルブミン懸濁型）のため、悪心は軽度で制吐対策は不要なことが多い。関節痛・筋肉痛に対しては、day2〜3に一過性に出現。脱毛はほぼ必須。day14ごろからはじまる。事前に帽子やウィッグなど、必要物品の購入を検討する。脱毛時の髪の洗い方などの指導が必要。パクリタキセル注射薬（アルブミン懸濁型）の蓄積性によって、末梢神経障害の出現に注意。

［スケジュール］

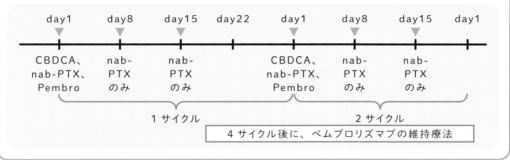

肺がん	免疫チェックポイント阻害薬 単剤	悪心リスク：軽度、脱毛リスク：低度、血管外漏出リスク：非炎症

［薬剤］ニボルマブ、ペムブロリズマブ、イプリムマブ、アテゾリズマブ、デュルバルマブ

［どんなレジメン？］免疫チェックポイント阻害薬の単独療法

［おもな副作用］免疫関連有害事象（irAE）：大腸炎・下痢、甲状腺機能障害、皮疹・掻痒感、間質性肺炎、インフュージョンリアクション、重症筋無力症、1型糖尿病、肝障害、腎障害

［ハジケモポイント］免疫関連有害事象（irAE）のマネジメントが重要。投与前には、症状のベースラインを確認。投与中には必ず、症状が出現していないかをセルフモニタリングしてもらい、症状が出現した場合は対応できる病院を受診する。高額なので、初回時は必ず、限度額適用の申請の有無を確認する。

肺がん	CE＋免疫チェックポイント阻害薬	悪心リスク：高度、脱毛リスク：高度、血管外漏出リスク：炎症性

[薬剤] カルボプラチン、エトポシド、アテゾリズマブもしくはデュルバルマブ

[略語] CBDCA、ETP、Atezo　[適応] 切除不能・再発小細胞肺がん

[どんなレジメン?] 小細胞肺がん（進展型）の1st lineの推奨が高いのはCDDP＋CPT-11だが、実臨床的にはこちらが使用されることもある。外来でも投与可能。

[おもな副作用] 悪心・嘔吐、末梢神経障害、脱毛、骨髄抑制（白血球・好中球減少）、免疫チェックポイント阻害薬による免疫関連副作用（irAE）

[ハジケモポイント] カルボプラスチンは悪心・嘔吐がある。悪心・嘔吐は事前の予防が大切なので制吐薬の内服があるかを確認する。day2、3の制吐薬を朝にしっかりと飲んでもらう。エトポシドが漏れたら、温める。

[スケジュール] CBDCA+ETP+アテゾリズマブを例にすると

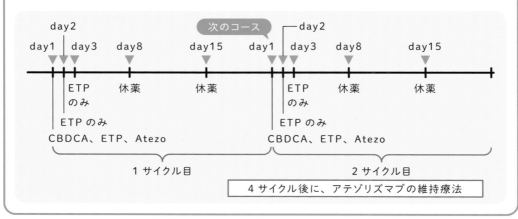

MDS	**アザシチジン**	悪心リスク：中等度、脱毛リスク：低頻度、 血管外漏出リスク：非炎症性

［薬剤］アザシチジン　［略語］AZA　［適応］骨髄異形成症候群（MDS）

［どんなレジメン?］1日1回、7日間投与する（day1〜7、day8〜休薬）。皮下注または静注で行う（原則は皮下注）。4週ごと（28日回し、q4W）。

［おもな副作用］骨髄抑制（好中球減少、血小板減少、貧血）、便秘、悪心、腎障害、倦怠感、発熱、注射部位反応

［ハジケモポイント］骨髄抑制に対する感染予防行動のセルフケア支援を行う。皮下注のため、皮下注射部位反応（紅斑、発疹、掻痒感、硬結など）に注意。自分で皮膚を観察する、異常時には医療者に知らせてもらう、掻破しないなどの指導が必要。

［スケジュール］

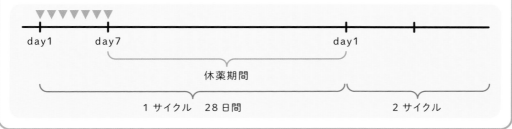

悪性 リンパ腫	**CHOP**	悪心リスク：高度、脱毛リスク：高度、 血管外漏出リスク：壊死起因性 CPA（炎）、DXR（壊）、VCR（壊）

［薬剤］シクロフォスファミド、ドキソルビシン、ビンクリスチン、プレドニン

［略語］CPA、DXR、VCR、PSL　［適応］悪性リンパ腫（非ホジキンリンパ腫）

［どんなレジメン?］原則3週ごとの治療（q3W）で、1回の点滴時間約2時間半。CD20発現がある場合は、リツキシマブが併用される

［おもな副作用］骨髄抑制、悪心・嘔吐、倦怠感、脱毛、末梢神経障害。腫瘍崩壊症候群、リツキシマブ：インフュージョンリアクション

［ハジケモポイント］シクロフォスファミドによる膀胱炎・出血性膀胱炎の可能性を考慮して、治療後も十分に水分を摂取し排泄してもらうことで症状の軽減を図ることが重要。

［スケジュール］

	day1	day2	day3	day4	day5	day6〜21
C：シクロフォスファミド（点滴）	○					
H：ドキソルビシン（点滴）	○					休薬
O：ビンクリスチン（点滴）	○					
P：プレドニン（内服）	○	○	○	○	○	

リツキシマブはday1もしくはCHOPの前日に投与

リツキシマブ（リツキサン®）について

　リツキシマブはインフュージョンリアクションの発現率が高く、投与後24時間以内に生じることがある。投与前にインフュージョンリアクション予防として、投与前30分前に抗ヒスタミン薬および解熱鎮痛薬を内服する。投与中は、発熱、悪寒、疼痛、発疹、掻痒感などがないかを、バイタルサイン（血圧、脈拍、体温、呼吸など）とともにこまめにチェックする。血液内に大量の腫瘍細胞がある患者、脾腫を伴う患者、心機能、肺機能障害を有する患者はインフュージョンリアクションの発現頻度が高く、重篤化しやすいため、注意が必要。

　投与速度にも注意が必要で、注入速度をアップしたときに症状の発現がないかを確認する。投与速度は初回は25mL/時（2回目以降は50mL/時）から緩徐に開始する。患者の状況に合わせて医師の指示に従う。

●引用・参考文献
【脱毛】
● Mooney,K. "Cutaneous Toxicities and Alopecia". Chemotherapy and immunotherapy Guidelines and Recommendations for Practice. ONS, 2020, 518-9.
●清水千佳子ほか. "化学療法". がん患者に対するアピアランスケアの手引き 2016年版. 国立がん研究センター研究開発費 がん患者の外見支援に関するガイドラインの構築に向けた研究班編. 東京, 金原出版, 2016, 23.
●各メーカー薬剤の適応使用ガイド、添付文書
【悪心・嘔吐】
●日本癌治療学会. 制吐剤適正使用ガイドライン 2015年10月. 第2版. 東京, 金原出版, 2015, 112p.
● NCCN Clinical Practice Guidelines in Oncology, Antiemesis, version 1. www. nccn. org
●各メーカー薬剤の適応使用ガイド、添付文書
【血管外漏出】
●日本がん看護学会編. "抗がん剤の血管外漏出およびデバイス合併症の予防・早期発見・対処". 外来化学療法看護ガイドライン 2014年版. 東京, 金原出版, 2014, 51-2.
● Jakel,P. et al. "Infusion-Related Complications". Chemotherapy and immunotherapy Guidelines and Recommendations for Practice. ONS, 2020, 251-61.
● Bansavage,N. "Antineoplastic Medication Administration". Principle and Standards of Antineoplastic Therapy Administration". ONS, 2021, 80-90.
【治療・薬剤全般】
● Clinical Guide to Antineoplastic Therapy：A Chemotherapy Handbook. ONS, 2021, 1254p.
●日本臨床腫瘍薬学会監修. 改訂第6版 がん化学療法レジメンハンドブック：治療現場で活かせる知識・注意点から服薬指導・副作用対策まで. 東京, 羊土社, 2019, 816p.
●国立がん研究センター内科レジデント編. がん診療レジデントマニュアル. 第8版. 東京, 医学書院, 2019, 584p.
●佐藤隆美ほか. What's New in Oncology がん治療エッセンシャルガイド. 改訂4版. 東京, 南江堂, 2019, 580p.
●各メーカー薬剤の適応使用ガイド、添付文書

第 2 章

写真と
イラストで確認

点滴をうまくなりたい
あなたへ

1 投与前の確認ポイントと投与の実際 WEB動画▶

01 投与前の問診で確認しておくこと

■ 患者さんのところに行く前に、カルテの情報を確認しよう

　病室を訪問する前にカルテを確認しますが、投与する薬剤の情報だけでなく、患者さんに関する個別の情報も収集しておきます。がん薬物療法をより安全に施行し、患者さんがより安心して治療できる環境を整えていきます。

○ 確認すること① がんの診断、病期、現在の状況、既往歴

　がん薬物療法における個別性の高いケアの実践のためには、患者さんが今、どういった病態なのか、どういう状況におかれているか、治療に関する希望はどのようなものかなどについて知っておくことが必要です。

○ 確認すること② 身長と体重の測定値

　カルテに書かれている身長や体重の測定値は、投与日のものでしょうか。
　多くの抗がん剤は、体重と身長に基づいて算出する**「体表面積」**で投与量が決定されます。つまり身長と体重によって投与量が異なるわけですが、身長はほぼ変化しないことを考えると、**直近の体重の測定値**がいかに重要か、認識できると思います（→ p.21）。

○ 確認すること③ 患者さんの治療への理解度

　患者さんが自分の治療のことをどのくらい理解しているか、把握できていますか？　患者さんにケアに参加してもらうよううながしていますか？　安全な投与や QOL の向上を考えたとき、患者さんに治療について理解をうながし、主体的に参加してもらうことが重要です。

○ 確認すること④ 当日の各種データ

　これから行う抗がん剤の投与が安全かどうかは、投与のたびごとに判断します。看護師も、抗がん剤の投与前に毎回、採血、採尿、画像検査の結果を確認し、患者さんが投与可能な状態かどうかをアセスメントします。そうして得られた情報を、薬剤投与前に医師や薬剤師と情報共有しておくと、その後の治療やケアが迅速に進みます。

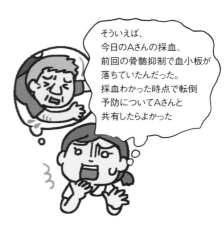

そういえば、今日のAさんの採血、前回の骨髄抑制で血小板が落ちていたんだった。採血わかった時点で転倒予防についてAさんと共有したらよかった

白血球（WBC）、赤血球（RBC）、ヘモグロビン（Hb）、ヘマトクリット（Ht）、血小板（PLT）、白血球分類（好中球、単球など）の数値を確認しておきます。がん薬物療法の代表的な副作用である骨髄抑制が起こっていないことを確認し、その後の感染予防行動の指導、貧血や血小板減少のセルフケアにつなげていきます。

▼ 骨髄抑制の CTCAE（ver.5.0）

	Grade 1	Grade 2	Grade 3	Grade 4	Grade 5
白血球	<3,000/mm^3	<3,000~2,000/mm^3	<2,000~1,000/mm^3	<1,000/mm^3	−
好中球	<1,500/mm^3	<1,500~1,000/mm^3	<1,000~500/mm^3	<500/mm^3	−
貧血	ヘモグロビン<10.0g/dL	<10.0~8.0g/dL	<8.0g/dL	生命を脅かす；緊急処置を要する	死亡
血小板	<75,000/mm^3	<75,000~50,000/mm^3	<50,000~25,000/mm^3	<25,000/mm^3	−

治療できます！ 　治療延期を検討

有害事象共通用語規準 v5.0 日本語訳 JCOG 版から引用

○ 確認すること⑥ 当日の生化学データ

▼ 生化学データと確認ポイント

	検査項目	なぜこの項目を見るのか？	ハジケモポイント
栄養関連	TP（総タンパク）Alb（アルブミン）	●低値であれば、栄養障害が疑われる ●がん薬物療法では、食欲不振、口腔粘膜炎、下痢、便秘などの副作用を生じ、必要な栄養が摂取できないケースがあり、栄養評価が必要	●栄養障害は、治療中の QOL 低下だけでなく、長期的にもがんの悪液質（→ p.102）などにつながるので、早期介入が必要 ●体重や炎症反応（CRP）、リンパ球などとともに、予後予測の指標の一つとなる ●栄養評価の結果を、治療中の食事摂取のケアや管理栄養士の指導につなげる ●腹水や胸水の貯留がないかも観察していく
炎症反応	CRP（C 反応性蛋白）	●陽性であれば、なんらかの炎症反応が疑われる ●がん薬物療法では、代表的な副作用として骨髄抑制があり、炎症反応が高い場合は、治療を一時中止し、原因を検索することがある	●なんらかの感染を自宅療養中に生じていないかを問診 □自宅で感染を疑う症状がなかったか？ □手術後の創部の状態は？ □発熱は起こっていないか？　など ●感染の検索のために追加の検査がオーダーされることがあるので、医療者・患者ともに検査後、できるだけ早期に情報を共有する

	項目		
肝機能	AST、ALT ビリルビン	●がん薬物療法が効果を最大限に発揮するには、肝臓の代謝機能が保たれていることが重要 ●抗がん剤による薬剤性肝障害も発症することもあるため、定期的に肝機能をチェックする	●血液データだけでなく、発熱、腹部症状、倦怠感、黄疸などの症状の有無を確認する ●治療中の薬剤性肝障害の可能性も考慮して、治療後の急激な症状の変化やデータの推移にも注目する
腎機能	Ccr（クレアチニン・クリアランス）eGFR（推算糸球体濾過量）BUN（血清尿素窒素）カリウム カルシウム 尿検査	●がん薬物療法が効果を最大限に発揮するには、腎臓の排泄機能が保たれていることが重要 ●がんそのものや薬物療法によって、脱水や腎機能障害を生じていないか、腎機能障害の程度によっては、事前に投与量の調整が必要となることもあるため、生化学データ以外に、排尿回数や性状などを確認しておくことが重要である	●シスプラチンなどによる腎機能障害の予防には、自宅でも排尿の回数やおおよその量について観察してもらうことや、水分摂取の重要性を指導することが重要 ●ベバシズマブやラムシルマブでは、副作用として尿タンパクが発現することがある ●そのため、これらの薬剤は尿検査の結果を見てから、施行するかどうかを判断することがある

◯ 確認すること⑦　そのほかの電解質や画像検査

	項目	なぜこの項目を見るのか？	ハジケモポイント
骨転移	Ca（カルシウム）	●がんの骨転移によって骨の破壊が進むとカルシウムが血中に漏出し、値が高くなることがある	●高度になると、脱水、倦怠感、食欲不振などの症状がある。脱水の補正やビスホスホネートの静注が行われることがある
低Mg血症	Mg（マグネシウム）	●シスプラチン、セツキシマブやパニツムマブの代表的な副作用として低マグネシウム血症がある	●マグネシウム投与の際は、投与時間やほかの薬剤との配合変化に注意する
肺障害	X線、CT画像 LDH、KL-6、SP-D など	●がん薬物療法の有害事象として間質性肺炎が生じることもある	●呼吸困難感、咳嗽（乾性咳嗽）、発熱症状と合わせて、出現していないかを確認する

ちょっとハジケモ・トピック●「肝機能障害」

　肝臓は薬剤を代謝する機能があるため、十分に機能が保たれていることが重要です。肝臓は「沈黙の臓器」とよばれており、本人が自覚できる症状がなくても、先に採血データが変化して病気が発見されることもあります。

　私が担当していた治療中の患者さんで、医師には内緒で、市販薬や民間療法で入手したサプリメント、漢方薬などを内服されている人がいました。こういった薬剤から、まれに薬剤性肝障害が起こる可能性があるので、必ず、ほかの医療機関での処方薬、市販薬、漢方薬、サプリメントについて申告してもらうことをお願いしています。身体を思ってのはずの行為で肝心のがん薬物療法を中止せざるを得ないとなれば、本末転倒ですよね。

02 | 静脈路を確保する

抗がん剤のおもな投与経路

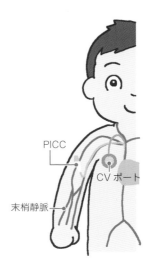

投与経路		ポイント
①経口		内服抗がん剤を内服
	②末梢静脈	おもに腕の末梢静脈を使用
点滴投与	③中心静脈	● CVポート（皮下埋め込み型ポート） CVポートを体内に埋め込み、上大静脈までカテーテルを通す手術をした後に、ポート部から投与。 ● PICC（末梢挿入式中心静脈カテーテル） カテーテルを肘や上腕から挿入して、上腕大静脈内に留置から投与。
	④動脈	リザーバーを体内に埋め込み、腫瘍近くまでカテーテルを通して抗がん剤を注入する。
⑤腫瘍に直接		膀胱がんなど、ターゲットが局所的な場合に行う。

PICC
CVポート
末梢静脈

　抗がん剤のおもな投与経路は、上の表の5つが挙げられますが、ここでは②③の流れとポイントを説明します。

静脈穿刺の流れ [1,2]

　抗がん剤には、血管外に漏出すると周囲の軟部組織に炎症や壊死を起こすものがあり、静脈穿刺は非常に重要な手技です。近年、多くの施設で看護師が静脈穿刺を行うようになってきました。確実な投与、安全な治療を目指すには、静脈路確保の知識や技術は非常に重要です [3]。

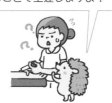

静脈穿刺は技術的な課題なので、繰り返し練習することで上達しますよ！

①穿刺前の患者のアセスメント …… □ 年齢　□ 血管や皮膚の状態
　　　　　　　　　　　　　　　　　　□ これまでの抗がん剤投与状況やトラブルの有無

②穿刺の準備 ……
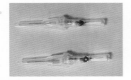
　□ 物品の準備
　□ 石けんでの手洗い
　□ アルコール消毒
　□ 手袋の装着

③患者さんへの説明と同意 ……
今から抗がん剤を点滴するための注射をさせていただきますね。よろしいでしょうか？

④静脈路確保の穿刺部位の選択

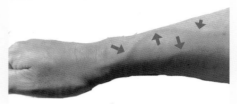
探すのは、前腕の、まっすぐで、太く柔らかく、弾力のある血管です！

【穿刺おすすめ血管】

- □ 前腕の太くて、肉眼で血管の走行が確認でき、触知もでき、浅い位置にある血管
  （逆に前腕以外の細くて、肉眼で見えない、触知もできない、深い位置の血管確保はむずかしい）

- □ 前腕が固定しやすい場所
  （肘や手首の関節のある箇所では、体動によって針先が動くため固定がむずかしい）

- □ 利き手と反対側（点滴治療中、患者さんがトイレや軽作業などで可動できるように）

【穿刺おひかえ血管】

- □ 関節や手首などの屈曲する血管
- □ 手首の内側や下肢の血管
- □ リンパ郭清した乳房切除側やリンパ浮腫のある側の腕の血管
- □ 麻痺や知覚低下、感覚異常、しびれなどの神経障害のある側の腕の血管
- □ 血管外漏出が治癒していない血管
- □ シャント形成された側の腕の血管

【もし血管確保がむずかしい場合は？】

毎回見えにくい血管の場合は、主治医とCVポートやPICCの適応について相談を！

①環境を整える

- ・穿刺する位置を心臓より下にする

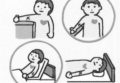

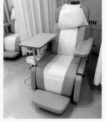

- ・部屋を明るくする
- ・患者をリラックスさせる
- ・水分摂取を促す

②検索する

とにかく見える触れる血管を探す

- ・前腕の裏側や反対の腕に適切な血管はないか？
- ・視力を矯正する：眼鏡、老眼鏡をかける
- ・手袋は適切なサイズ？
- ・非接触型静脈可視化装置を使用する

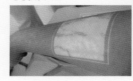

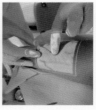

③駆血し、さすってうっ血させる

駆血することで、末梢血管のうっ滞を起こし、その結果、血管が拡張する

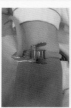

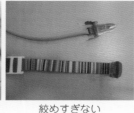

ピンチの位置を考える　　絞めすぎない

●さする

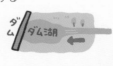

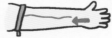

ダム湖の原理で、駆血部分に血液を集める。

※叩くと毛細血管が内出血しやすい。また抗がん剤の血管外漏出のリスクを高めるため行わない

④**加温する**：温熱刺激をすることで、温めた周辺部位の血流が増加する

⑤**運動する**：筋肉を収縮させ、静脈血還流量を増やし、末梢静脈に流入する血液の量を増やす
手のグーパー運動や肘の屈伸運動など

⑥**水を飲む**：とくに高齢者や進行がんで、水分があまり摂取できていない場合

⑤カテーテル挿入

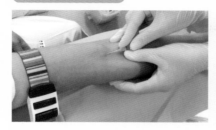

① 消毒アルコール綿、②静脈留置針、
③駆血帯、④透明ドレッシング材（滅菌）、
⑤固定を補助するための絆創膏、
⑥使い捨てシーツ

▼ 必要物品

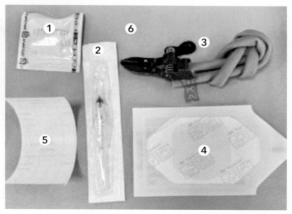

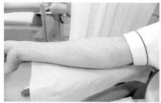

①穿刺をする台に、安定した姿勢で腕を乗せてもらう

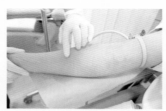

②駆血帯を腕に巻き、血管の走行を確認。最も穿刺に適切な血管を探す

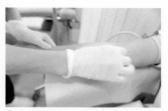

③穿刺部周囲を消毒する

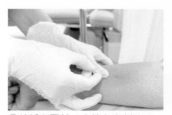

④静脈留置針で血管を穿刺する

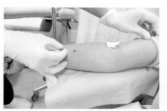

⑤血管に留置されたことが確認できたら、駆血帯を外す

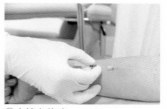

⑥内筒を外す

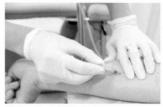

⑦ルートを接続する

⑥カテーテルの固定

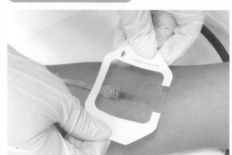

03 | 点滴開始までの手順 [4]

| 薬剤の受け取り | 運搬された薬剤の確認 | 投薬中 |

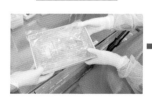

→

・受け取った薬剤の外見の異常の確認
・レジメンを見て投与方法に準じているかの確認
・レジメンに合わせて適切に点滴ルート、前投薬、遮光袋、フィルターを準備

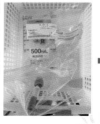

→

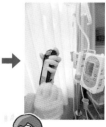

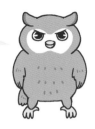

①ナースステーションに薬が届いたときに、2人でレジメンと薬を照合する

②薬を取り出すときや、ベッドサイドに行く前に、2人で再度薬剤を照合する

③ベッドサイドで薬剤と患者さんを照合する
　ⓐ：患者さんにフルネームで名乗ってもらう（リストバンドでも確認）
　ⓑ：PC や PDA での照合

ここがハジケモポイント！●薬剤確認の「6R」

●**正しい患者（Right patient）**：同姓同名ではないか、
　　　　　　　　　　　　似たような名前の患者さんと間違えていないか確認する。

●**正しい薬物（Right drug）**：似たような名称、似たような剤形に注意。
　　　　　　　　　　　　同じ名称でも濃度が違う薬物があるので注意。

●**正しい目的（Right purpose）**：指示された薬剤の目的を理解する。

●**正しい用量（Right dose）**：指示された薬物の単位を確認する（g、mg、μg、mL、mEq、U、IU
など）。同じ薬剤でも1錠、1アンプル、1バイアル当たりの薬物量が違うものがあるいので注意。

●**正しい方法（Right route）**：与薬方法によって薬効が異なる。

●**正しい時間（Right time）**：指示どおりの日時・曜日かを確認する。

声に出すこと、指差し確認、
ダブルチェックを忘れずに！

●引用・参考文献
1) 日本がん看護学会監. 外来がん化学療法看護ガイドライン. 2014年版. 東京, 金原出版, 2014, 96p.
2) Pérez Fidalgo,JA. et al. Management of chemotherapy extravasation: ESMO-EONS Clinical Practice Guidelines. Ann Oncol. 23 (Suppl7). 2012, vii167-73.
3) Gorski,L. et al. The 2016 Infusion therapy standards of practice. Home Healthc Now. 35 (1). 2017, 10-8.
4) 日本看護協会. 医療安全推進のための標準テキスト. 2013, 80p. https://www.nurse.or.jp/nursing/practice/anzen/pdf/text.pdf (2021.7.14 閲覧)
5) 本田孝行. 検査値を読むトレーニング：ルーチン検査でここまでわかる. 東京, 医学書院, 2019, 342p.
6) Fearon,K. et al. Definition and classification of cancer cachexia: an international consensus. Lancet Oncol. 12 (5). 2011, 489-95.

Q3 治療時間はどれくらいでしょうか?

A3　治療時間は、使用するレジメンや薬剤によって異なります。数分で治療が終了する皮下注の薬剤もあれば、投与に8時間ほどかかるものもあり、薬剤によってさまざまです。またレジメンによっては、連日に渡って薬剤を投与する場合もあります。外来での投与であれば、長時間になる場合は昼食の準備もお願いしておくことも必要でしょう。看護師も、患者さんに説明できるよう、治療の流れを理解しておくことが大切です。

　治療時間を患者さんに理解してもらうことで、薬物療法に対する漠然とした不安を少しでも軽減することにつなげていくことが大切です。

MEMO

2 | 必ず知っておきたい 投与中の管理のポイント

01 | 投与中のトラブルに備える

抗がん剤投与中の患者さんの安全を守るのは、看護師の役割です。

投与中に起こりうるトラブルは、おもに「**ルートトラブル**」「**薬剤の副作用によるトラブル**」「**輸液ポンプなどの機器トラブル**」の3つが挙げられます。順番に見ていきましょう。

▼ 投与中に起こりやすいトラブル

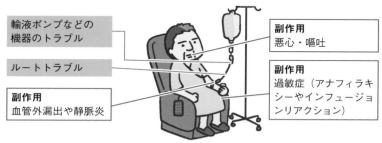

輸液ポンプなどの機器のトラブル

ルートトラブル

副作用 血管外漏出や静脈炎

副作用 悪心・嘔吐

副作用 過敏症（アナフィラキシーやインフュージョンリアクション）

02 | ルートトラブル

抗がん剤が指示どおりに投与されることは、がん薬物療法で最も大切なことです。点滴筒の滴下だけに注目しがちですが、ポイントは、訪室時に毎回、点滴ボトルから患者さんの身体の点滴刺入部までの点滴ルートをたどり、きちんと観察することです。つまり点滴が確実に体内に注入されているかどうかを、しっかりと確認することです。

▼ ルートの確認ポイント

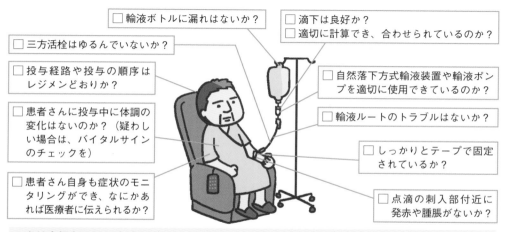

☐ 輸液ボトルに漏れはないか？

☐ 三方活栓はゆるんでいないか？

☐ 投与経路や投与の順序はレジメンどおりか？

☐ 患者さんに投与中に体調の変化はないのか？（疑わしい場合は、バイタルサインのチェックを）

☐ 患者さん自身も症状のモニタリングができ、なにかあれば医療者に伝えられるか？

☐ 滴下は良好か？
☐ 適切に計算でき、合わせられているのか？

☐ 自然落下式輸液装置や輸液ポンプを適切に使用できているのか？

☐ 輸液ルートのトラブルはないか？

☐ しっかりとテープで固定されているか？

☐ 点滴の刺入部付近に発赤や腫脹がないか？

つまり大切なのは、点滴のボトルから患者さんの身体までを、訪室時に毎回、確認すること!!

03 ｜ 薬剤の副作用によるトラブル

　投与中の副作用は、抗がん剤が体内に入ることで反応が起こって生じます。おもな副作用としては「**過敏症**」「**血管に関連するもの**」「**悪心・嘔吐**」が挙げられます。薬剤に特有の副作用もありますが、定型的なものも多いので、特徴と対応を覚えておきましょう。

　これらの副作用は、病室や外来の治療室で起こります。早期に発見することで、治療の早期介入や重症化を防ぐことが期待できます。医療者が適切に観察することはもちろんですが、患者さんが自身でもセルフモニタリングできるよう、症状の兆候などを説明し、協力を得るよう努めます。

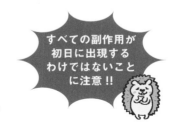

すべての副作用が初日に出現するわけではないことに注意!!

▼ 点滴投与中に気をつけたい薬剤のチェックポイント

抗がん剤の場合、正しい投与方法を遵守しなければ治療効果が低下したり、副作用が増強する可能性があります。

注意点	覚えておこう！
投与方法に注意が必要 指示された投与方法を守る	●**必ずフィルターを通す薬剤** パクリタキセル、カバジタキセル、パニツムマブ、ラムシルマブ、アフリベルセプト、トラスツズマブ エムタンシン、トラスツズマブ デルクステカン、イサツキシマブ、オビヌツズマブ、ゲムツズマブオゾガマイシン、ダラツムマブ、ポラツズマブ ベドチン。ニボルマブやペンブロリズマブの免疫チェックポイント阻害薬全般 ●**フィルターを使用しない薬剤（詰まるため）** パクリタキセル（アルブミン懸濁型）（アブラキサン®） ドキソルビシン リポソーム（ドキシル®）
速度に注意が必要 速度と時間を守る	●**ゲムシタビン**：30分以上かけて点滴すると、副作用が増強する（60分を超えると、骨髄抑制が増強する可能性がある）。 ●**シタラビン**：投与時間を3時間より短くすると、血中濃度が上昇して、骨髄抑制の遅延になる可能性がある。 ●FOLFOXやFOLFIRIの**フルオロウラシル**には、投与速度が異なる急速投与（ボーラス）と持続投与（コンティニアス）の2種類がある。
順序に注意が必要 順番を守る	●**パクリタキセル→カルボプラチン**：逆順にすると骨髄抑制が増強するおそれがある。 ●**ドキソルビシン→パクリタキセル**：逆順にすると、ドキソルビシンの血中濃度が増強し、骨髄抑制のおそれがある。
量に注意が必要 量を守る	●**パクリタキセル（アルブミン懸濁型）**：パクリタキセル（アルブミン懸濁型）は投与量が少なく、点滴ルート内の残量が多ければ、予定投与量よりも少なくなるため、きっちり落としきる。
Mgの投与	●シスプラチンベースの化学療法やパニツムマブ / セツキシマブ使用時には、たびたびマグネシウム（Mg）の補正療法が行われる。Mgは、ほかの抗腫瘍薬と同時投与する場合、配合変化上、投与が禁忌なものもあるため注意する。

04 | 投与中の副作用① : 過敏症 （アナフィラキシーショック）

　過敏症は、静脈内投与をしているすべての抗がん剤で起こる可能性があります。アナフィラキシー（急性過敏反応）は、より重症なアナフィラキシーショックに移行することがあります。発疹だけでは診断できないので、循環器症状や呼吸器症状の発現がないか、注意深く観察します。

　注射薬によるアナフィラキシーは、多くの場合、投与から30分以内に症状が出現します。

▼ **アナフィラキシーショックの症状**　□は初期症状

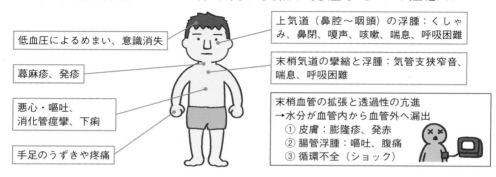

投与開始数分から30分以内に突然に発症するので注意!!

- 低血圧によるめまい、意識消失
- 蕁麻疹、発疹
- 悪心・嘔吐、消化管痙攣、下痢
- 手足のうずきや疼痛
- 上気道（鼻腔〜咽頭）の浮腫：くしゃみ、鼻閉、嗄声、咳嗽、喘息、呼吸困難
- 末梢気道の攣縮と浮腫：気管支狭窄音、喘息、呼吸困難
- 末梢血管の拡張と透過性の亢進 →水分が血管内から血管外へ漏出
  ① 皮膚：膨隆疹、発赤
  ② 腸管浮腫：嘔吐、腹痛
  ③ 循環不全（ショック）

アナフィラキシーショックの経過を知っておこう

　重症化したアナフィラキシーショックとなることで、生命の危機となる場合があります。だからこそ、私たち看護師の早期発見やアセスメントがカギとなります。

アナフィラキシーを疑ったときに確認したいこと

- □ 初期症状は？
- □ 使用していた抗がん剤はなに？
- □ 投与してから何分ぐらいで、症状が発現した？
- □ 初期症状からどういった症状に発展した？
- □ 担当看護師はなにをすべきか？
- □ 対応したときの薬剤は？　　など

▼ **アナフィラキシーで生じやすい症状**

症状頻度	症状
高い頻度で出現 （80〜90%）	皮膚症状、じんましん、血管性浮腫
中等度の頻度 （20〜60%）	顔面紅潮、呼吸器症状、呼吸困難、喘鳴、咽頭浮腫、鼻炎、めまい、湿疹、血圧低下、悪心、下痢、腹痛
低頻度で出現 （数%）	発疹のないかゆみ、頭痛、胸痛

Leverman, P., et al. The diagnosis and management of anaphylaxis practice parameter: 2010 update. J Allergy Clin Immunol. 126 (3), 2010 477-80. から作成

アナフィラキシーショックを疑ったときの行動をシミュレーションしておこう

　アナフィラキシーショックを疑う患者さんを発見した場合、まずは状態がさらに悪化するのを防ぐために、被疑薬の投与を中止します。座った状態などでは、さらに状態が悪化することがあるので、まずは患者さんを仰臥位にし、寝かせてから、足を頭より高くします。そして患者さんを観察しながら、応援を呼んだり、救急カートを準備するなどします。

▼ **アナフィラキシーショックを疑ったときの5つの行動とシミュレーション**

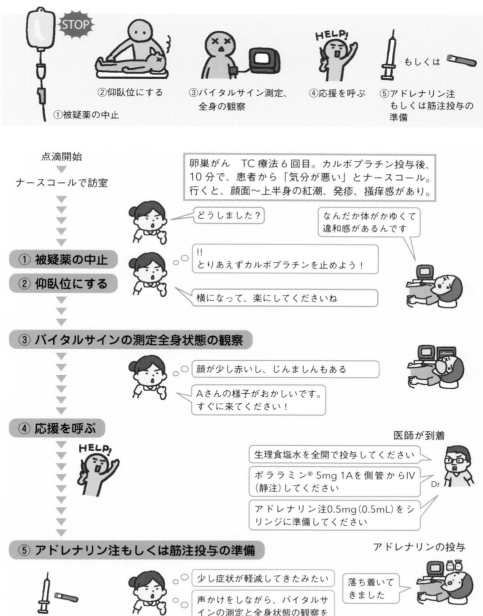

STOP

①被疑薬の中止　②仰臥位にする　③バイタルサイン測定、全身の観察　④応援を呼ぶ　HELP!　⑤アドレナリン注もしくは筋注投与の準備　もしくは

点滴開始
▼
ナースコールで訪室
▼

卵巣がん　TC療法6回目。カルボプラチン投与後、10分で、患者から「気分が悪い」とナースコール。行くと、顔面〜上半身の紅潮、発疹、掻痒感があり。

どうしました？
なんだか体がかゆくて違和感があるんです

① **被疑薬の中止**
!!
とりあえずカルボプラチンを止めよう！

② **仰臥位にする**
横になって、楽にしてくださいね

③ **バイタルサインの測定全身状態の観察**
顔が少し赤いし、じんましんもある
Aさんの様子がおかしいです。すぐに来てください！

④ **応援を呼ぶ**
HELP!

医師が到着

生理食塩水を全開で投与してください
ポララミン® 5mg 1Aを側管からIV（静注）してください
アドレナリン注0.5mg（0.5mL）をシリンジに準備してください
Dr

⑤ **アドレナリン注もしくは筋注投与の準備**
アドレナリンの投与

少し症状が軽減してきたみたい
声かけをしながら、バイタルサインの測定と全身状態の観察を続けよう
落ち着いてきました

アナフィラキシーが生じた場合、同僚やチーム
メンバーで振り返りの機会を持ちましょう！

05 投与中の副作用②：血管に関連するもの（血管外漏出、静脈炎、フレア反応）

　投与中の血管に関連する代表的な副作用としては、血管外漏出、静脈炎、フレア反応などが挙げられます。血管外漏出が起こると、治療が中断したり延期になるなど、計画どおりに治療が進まないだけでなく、正常な皮膚が損傷されることでQOLが低下する可能性もあります。看護師が投与中の患者さんを観察するとともに、患者さんにもこのことを指導し、ともに取り組むことで、傷害を最小限に抑えることを目指します。

血管外漏出

　血管外漏出（extravasation：EV）とは、「抗がん剤が血管外へ浸潤あるいは血管外へ漏れ出ること。そしてこれによって周囲の軟部組織に傷害を起こし、発赤、腫脹、疼痛、灼熱感、びらん、水疱形成、潰瘍化、壊死などの何らかの自覚的および他覚的な症状が生じることがある」と定義されています[1]。

細胞障害性抗がん剤は、がん細胞と正常な細胞を区別しません。そのため、この薬液が皮膚についたら皮膚の正常な細胞を攻撃する可能性があるのです。

▼ おもな抗がん剤と細胞障害性リスク

●壊死起因性抗がん剤：血管外に漏れた場合に、水疱や潰瘍、また漏出した皮膚の組織傷害や壊死などがみられる
●炎症性抗がん剤：穿刺部周囲や血管に沿った痛みや炎症が起こる
●非壊死性薬剤：漏出したときに組織の傷害の可能性が低いといわれている

壊死起因性抗がん剤 （Vesicants Drugs）	炎症性抗がん剤 （Irritants drugs）	非壊死性薬剤 （non-vesicants drugs）
DNA 結合型 ダウノルビシン　エピルビシン ドキソルビシン　イダルビシン マイトマイシンC **DNA 非結合型** カバジタキセル　ドセタキセル パクリタキセル　ビンブラスチン ビンクリスチン　ビノレルビン	イホスファミド、イリノテカン、 エトポシド、オキサリプラチン、 カルボプラチン、ゲムシタビン、 シクロフォスファミド、シスプラチン、 トポテカン、フルオロウラシル、 フルダラビン、ブレオマイシン、 ベンダムスチン、メトトレキサート、 メルファラン	L-アスパラキナーゼ、 エリブリン、シタラビン、 セツキシマブ、 トラスツズマブ、 ニボルマブ、パニツムマブ、 ベバシズマブ、 ペムブロリズマブ、 ペメトレキセド、 ラムシルマブ

▼ 血管外漏出のリスクファクター

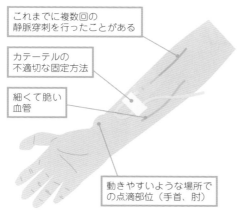

これまでに複数回の
静脈穿刺を行ったことがある

カテーテルの
不適切な固定方法

細くて脆い
血管

動きやすいような場所で
の点滴部位（手首、肘）

そのほかの要因

- 感覚障害がある
- 局所麻酔薬を塗布した場合
- 手術でリンパ郭清した、リンパ浮腫のために静脈の選択が限られている
- 認知機能の低下、精神状態の変化がある（投与部分の感覚低下がある）
- 穿刺時に針を詮索する
- 翼状針の使用

Jakel, P. et al. "Infusion-Related Complications". Chemotherapy and Immunotherapy Guidelines and Recommendations for Practice. ONS 2019, 252-3.

◯ 血管外漏出が起こったら何をするのか？

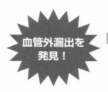

血管外漏出を
発見！

初期対応
①ただちにすべての点滴を止める
②留置針を抜去する
③漏出部分の観察をし、漏出部をマーキングする

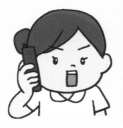

医師への報告

- 誰の血管から漏れたか？：患者名
  「いつ漏れたか？」：日時（正確な時間）
- どの薬が漏れたか？
  「どれくらいの量？」：薬剤名、投与量
  「どういった症状があるのか？」：漏出時の皮膚状態（皮膚損傷、紅斑、腫脹、疼痛の有無、逆血の有無、漏出部位、大きさなど）。場合によっては、マーキング、写真で状態を記録
  「どのように投与していて漏れた？」：投与方法（輸液ポンプの有無、血管アクセスデバイスの有無、投与速度、針の太さなど）
  「どこで漏れた？」：漏出した静脈の場所

処置の指示

- 温罨法もしくは冷罨法（漏出した薬剤によって異なる）
- ステロイド外用薬の指示、皮膚科医への紹介
※アントラサイクリン系抗がん剤の場合、デクスラゾキサンが使用される。

記録

- 医師への報告事項に加えて、処置内容やその後の経過

2　写真とイラストで確認　点滴をうまくなりたいあなたへ

063

フレア現象・静脈炎

フレア現象（Flare Reaction）とは静脈に沿って、一過性に紅斑ができる症状のことです。血液の逆血があり、痛みはほぼありませんが、掻痒感を生じることがあります。通常は生理食塩水を流すことで症状が改善します

静脈炎（Phlebitis）とは、静脈への機械的な刺激や化学的な刺激によって、静脈に炎症を起こすことです。

▼ 静脈炎

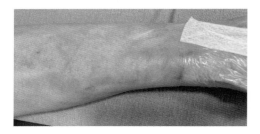

▼ その後の対策

- 本体輸液の時間量を増やして、抗がん剤を希釈しながら、投与する。
- 血管を拡張する目的で刺入部より中枢側をホットパックで温める（ただし、熱傷に注意）。
- 穿刺する際にはできるだけ太い静脈を選択する。
- 痛みが強い場合は、違う血管から点滴を入れ替える。
- CVポートやPICCの適応について、医師と相談する。

▼ EVと静脈炎とフレア現象の見極め方

項目	血管外漏出	静脈炎	フレア現象
痛み	「刺すような」「焼けるような」痛みが注入中に刺入部周囲に起こる。漏出しても痛みがない場合あり	痛みと静脈の怒張、硬血や痛みがある	痛みなし
発赤	刺入部周囲の紅斑。いつも起こるわけではない	静脈全体が赤くなったり、黒ずんだりすることがある。	通常、治療の有無にかかわらず、30分以内に消失。即時型の紅斑や膨隆疹、静脈に沿った線条痕
潰瘍	潜伏期。通常48時間から96時間後に起こる	通常は起こらない	通常は起こらない
腫脹	重度の腫脹、通常ただちに起こる	起こらない	起こらない。膨疹が静脈に沿って出現することがある
逆血	血液の逆流がない（ただし、逆血があっても、血管外漏出の可能性は否定できない）	あり	あり
その他	注入の状態の変化		じんましんや掻痒を生じる場合がある

Jakel, P. et al. "Infusion-Related Complications". Chemotherapy and Immunotherapy Guidelines and Recommendations for Practice. Oncology Nursing Society. 2019, 254. から作成

06　投与中の副作用③：急性悪心・嘔吐 （→ p.107）

　悪心・嘔吐を生じることがあります。「抗腫瘍薬投与後から24時間以内に発生する」ため、「急性悪心・嘔吐」といわれています。治療への不安やがんによる消化器症状など、抗腫瘍薬の投与に関連した原因以外でも起こるため、原因は多岐に渡ります。

　点滴投与前から介入することで、患者さんの苦痛を軽減できる可能性があることを意識しましょう。当院では、事前のオリエンテーションのときにリスクを確認し、対策につなげています。

ここがハジケモポイント！● 「事前オリエンテーション時の確認事項」

☐ 投与前に、これまでの治療での悪心・嘔吐の程度を確認します。

☐ いつごろから（投与前から？投与中から？）気分が悪いのか、確認します。

☐ 指示された制吐薬の前投薬を、確実に内服もしくは投与できているか確認します。

☐ 抗がん剤以外の悪心の要因はありますか？

●引用・参考文献
1) 日本がん看護学会編. "ガイドラインの概要". 外来がん化学療法看護ガイドライン：①抗がん剤の血管外漏出およびデバイス合併症の予防・早期発見・対処. 2014年版. 東京, 金原出版, 27.
2) 中根実. "過敏反応・インフュージョンリアクション". がんエマージェンシー：化学療法の有害反応と緊急症の対応. 東京, 医学書院, 2015, 47-73.
3) 高平奈緒美ほか. "薬物療法中に生じる有害事象出・血管炎". オンコロジックエマージェンシー. 日本がん看護協会監修. 東京, 医学書院, 2016, 127-153.
4) Olsen,M. et al. "infusion related complications". Chemotherapy and Immunotherapy Guidelines and Recommendations for Practice. ONS. 2019, 261-8.
5) 日本アレルギー学会監修. "結論, 治療". アナフィラキシーガイドライン. 2014, 1-21. https://anaphylaxis-guideline.jp/pdf/anaphylaxis_guideline. PDF (2021.9.15 閲覧).
6) 厚生労働省. 重篤副作用疾患別対応マニュアル：アナフィラキシー. 2010. https://www.mhlw.go.jp/topics/2006/11/dl/tp1122-1h01.pdf
7) 日本がん看護協会. "推奨と解説". 血管外漏出ガイドライン. 2014. 東京, 金原出版, 31-75.
8) NHS England. "Guidelines for the Management of Extravasation of a Systematic Anti-Cancer Therapy including Cytotoxic Agents". 5-22. https://www.england.nhs.uk/midlands/wp-content/uploads/sites/46/2019/05/management-extravasation-of-a-systemic-anti-cancer-therapy-including-cytotoxic-agents.pdf (2021.9.15 閲覧).
9) Gorski,L.A. et al. Infusion Therapy Standards of Practice. J Infus Nurs. 39 (1S), 2016, S159p.
10) 田村研治ほか監修. 抗がん薬の血管外漏出の予防と対応ガイド. キッセイ薬品工業, 2014. https://www.kissei.co.jp/savene/download/pdf/sv_Prevention_and_response.pdf (2021.8.25 閲覧).
11) Jakel, P. et al. "Infusion-Related Complications". Chemotherapy and Immunotherapy Guidelines and Recommendations for Practice. ONS. 2019, 293.
12) 日本癌治療学会. "がん薬物療法後の急性の悪心・嘔吐をどのように予防するのか". 制吐薬適正使用ガイドライン. 第2版. 東京, 金原出版, 2015, 36-40.

01 | 皮下埋め込み型ポートとは

皮下埋め込み型ポート（Central venous port：CVポート）とは、中心静脈カテーテルの一種で、皮下に埋め込んで薬剤投与するためのものです。静脈に接続されたカテーテルが皮下に埋め込まれて、薬剤を繰り返し注入できます。

100円玉サイズで、胸部もしくは上腕の皮下に、局所麻酔の手術によって埋め込まれます。日帰りで留置される施設もあります。

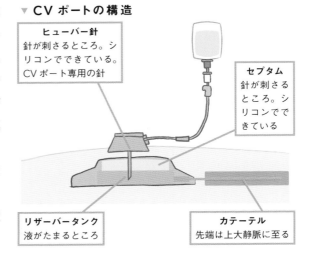

▼ **CVポートの構造**

ヒューバー針
針が刺さるところ。シリコンでできている。CVポート専用の針

セプタム
針が刺さるところ。シリコンでできている

リザーバータンク
液がたまるところ

カテーテル
先端は上大静脈に至る

CVポートの適応

CVポートは、在宅で繰り返し輸液管理が必要な患者さんや、末梢静脈血管がもろいなど末梢静脈確保が困難、静脈炎を起こしやすいなどの理由で血管外漏出のリスクが高い患者さんに選択されます。ポート自体が体外に露出していないため、通常の社会生活を送ることができ、患者にとっては、QOLの高い生活を維持することができます。

CVポートのメリット・デメリット

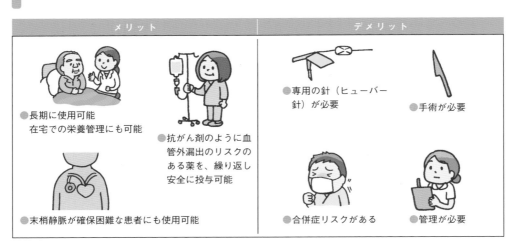

メリット	デメリット
●長期に使用可能 在宅での栄養管理にも可能	●専用の針（ヒューバー針）が必要
●抗がん剤のように血管外漏出のリスクのある薬を、繰り返し安全に投与可能	●手術が必要
●末梢静脈が確保困難な患者にも使用可能	●合併症リスクがある ●管理が必要

02 | CV ポートの穿刺と抜針の流れ

穿刺の流れ（練習モデルを使用）

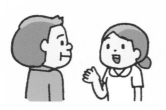

①穿刺することを、患者さんに口頭で説明

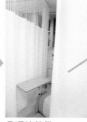

☐ 前胸部全体が露出されるため、患者さん
の羞恥心に配慮する（声をかける、カーテ
ンを閉める、最小限の露出にするなど）
☐ あらかじめ CV ポートを使用することが
わかっている場合、前開きの衣服を着て
来院してもらうなどの配慮も必要
☐ 穿刺する際には、患者さんに衣服を持っ
てもらうなどの協力を依頼する

②環境整備

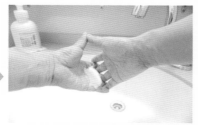

③石けん手洗い、アルコール消毒をして、使い捨
て手袋を装着

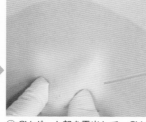

**ハジケモ
ポイント！**

皮下脂肪の多い患者さ
んなどは、ポートの位
置自体がわかりにくい
ため、しっかりと皮膚
を引っ張るようにし
て、触知する

④ CV ポート部を露出して、CV ポートの外周を触診する

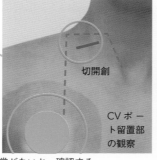

発赤・腫脹・疼痛
などの感染徴候や
皮下漏れの疑いが
ないかどうか

切開創

CV ポー
ト留置部
の観察

⑤ポート周囲の感染や異常がないか、確認する

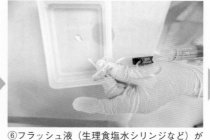

⑥フラッシュ液（生理食塩水シリンジなど）が
満たされたシリンジを CV ポート専用針につ
なぎ、エアを抜く

CDC（米国疾病対策センター）
ガイドラインでは、0.5% 以上
のクロルヘキシジンアルコール
製剤が推奨されている[1]

アルコール禁の場合はポビドン
ヨードの使用を検討する

中心から円を描くようにして、中心
から約 10cm まで複数回消毒する

その後、乾燥させる

⑥ CV ポート周辺を消毒する

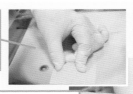

CVポートの形が認識できるように、必ずセプタム部に沿って指を添える

患者さんの体勢に応じて角度を考え、垂直に穿刺する。斜めに入ると針先が壁面に当たり、滴下が不良となることがある

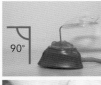

90°

底面に当たるとコツンという感覚があるために、そこでストップする。硬いところに押し込むと、ヒューバー針の先が曲がってしまう可能性がある

⑦CVポートの周辺を持ち、CVポートに垂直に穿刺する

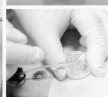

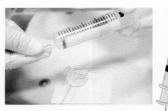

⑧逆血を確認後、パルシングフラッシュ法でフラッシュする

カテーテル内に波動を起こして、カテーテルの洗浄を行うことができる注射器を使用

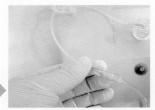

⑨開通を確認後、ルートをつなぐ

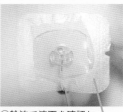

⑩輸液で滴下を確認し、固定

- □ 投与中の異常を早期発見できるよう、穿刺部分が見える透明ドレッシング剤を貼付
- □ 固定する際に、針が不安定で高く浮くようであれば、針の根元にガーゼを置き、固定を安定化させる

CVポートの抜針の流れ

❶ 抜針することを、患者さんに口頭で説明
❷ 環境の整備（前胸部が見えることから羞恥心を配慮。カーテンを閉める、露出を最小限にするなど）
❸ 石けんで手洗い、アルコール消毒をして、使い捨て手袋を装着
❹ フラッシュ液（生理食塩水もしくはヘパロック）をエア抜きしておく
❺ ヒューバー針の接続部を消毒をして、生食注シリンジを接続して、指示量のみフラッシュする（逆血確認をしないように！）
❻ フラッシュ後に陽圧ロックをして、貼付していた透明ドレッシング材を剥がす
❼ ポートの針を引き抜去
❽ 抜去部を消毒し、消毒後は皮膚を乾燥させる
❾ 絆創膏を貼付し、止血が確認できたら除去

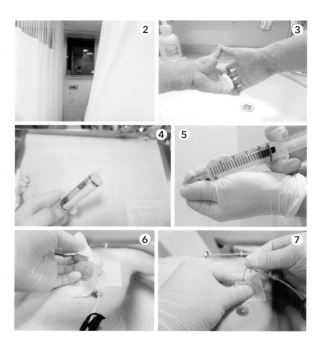

日常生活での注意点

● 留置側の腕や肩を頻繁に回転するような運動をすると、CVポートの損傷や反転などが生じる場合があるので注意します（**例**水泳のクロールなど）。散歩程度の運動はまったく問題ありません。

● 抜針後、数時間は絆創膏もしくはガーゼで覆い、その後は、絆創膏などをせずに、皮膚を露出させます（化膿し、感染することがあるため）。

● CVポートから点滴をしているときは、下半身シャワーか、洗髪のみにするなど、CVポートに水がかからないように配慮します。CVポートを使用していないときは、湯船につかるなど、普段どおりの入浴方法でかまいません。

● 車に乗車する場合、シートベルトがCVポートに当たらないようにします
　　例右胸部にCVポート留置の場合は、助手席や助手席側の後部座席に座ってもらうなど。

▼ **CVポートのトラブル**

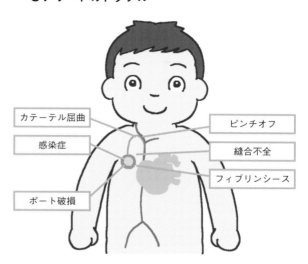

カテーテル屈曲 / 感染症 / ポート破損 / ピンチオフ / 縫合不全 / フィブリンシース

はじめてのがん薬物療法のコトバ●

「CVポートトラブルに関する用語」

● **ピンチオフ**：カテーテルが鎖骨と第一肋骨の間に挟まることで、カテーテルが閉塞したり断裂したりすること。鎖骨下アプローチに挿入されているポートで、点滴の滴下速度が体位によって一定でない場合、とくに腕の上げ下げによって変動する場合に要注意。

● **フィブリンシース**：CVカテーテル挿入後、フィブリンがカテーテルの先端に付着し、輸液の注入はできるが逆血ができない状態のこと。カテーテル閉塞の原因の一つといわれ、血栓溶解剤の投与やカテーテル抜去・再挿入などが行われます。

▼ **CVポートの感染**

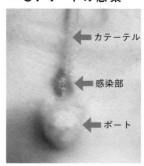

← カテーテル
← 感染部
← ポート

患者教育

冊子などを用いて、自宅でCVポート管理できるように情報を提供します。

◎自宅でなにを見てもらうの?

ポート造設時に「患者記録カード」を渡されるため、ほかの医療機関の受診時には持参が望ましいです。そのためつねに携帯しておくよう説明します。上腕ポートの場合は、ポート側の腕での採血や血圧測定は避けます。

◎フルオロウラシルを自宅で使用する場合はどうしたらいいの?

薬液の残量の味方や、ポンプの中身が減らないときの対応など、自宅での観察点を確認します。

▼ 薬液の残量の見かた

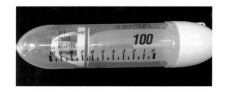

〈患者さんへの指導ポイント〉
☐ 量が減っているか?
　（目盛りが0に近づいているのか?）
☐ 固定しているテープが剥がれていないか?
☐ クレンメが閉じられていないか?
☐ ポンプが破損していないか?

FOLFOX、FOLFIRI、FOLFIRINOXなどでは必ずCVポンプを使用します。これらのレジメンにはフルオロウラシルが含まれています。

---

03 末梢挿入式中心静脈カテーテルとは?

末梢挿入式中心静脈カテーテルはPICC（Peripherally Inserted Central Catheters）とよばれ、

Peripherally Inserted Central Catheters
末梢から　　挿入された　中心静脈　カテーテル

の頭文字になっています。

PICCは、CVポートと同様に中心静脈カテーテルの一種です。CVポートは数年など長期間にわたる治療に適応されるのに対して、ある

▼ PICC

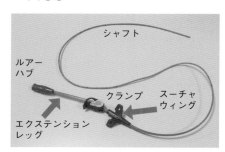

一定期間だけ中心静脈カテーテルを使用する場合にはPICCが選択されることが多いです。腕の太い静脈からカテーテルを挿入することで、CVポートの挿入時に起こりやすいリスク（動脈損傷や気胸）を低減できます。

PICC の適応

- 中期～長期に渡って輸液の管理が必要な患者：末梢留置カテーテルよりも長期投与が予測される場合（1週間以上、1年以下）
- 静脈炎や血管痛が予測される薬剤の投与、血管が脆弱な患者
- 抗がん剤などの血管外漏出リスクのある薬剤を投与する場合
- 高カロリー輸液の投与にも使用できます

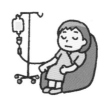

PICC のメリット・デメリット

　静脈炎を起こしやすい抗がん剤を使用する場合や、末梢血管の確保が困難で血管外漏出のリスクのある場合に、PICC にすることで、点滴のたびに針を挿入する必要はなく、抗がん剤のような刺激のある薬剤を使用した治療が、安全に進められるというメリットがあります。

メリット	デメリット
●処置後、すぐに使用可能 ●挿入の訓練をしたナース（特定行為研修修了者）が挿入可 ●ベッドサイドや外来でも挿入可能 ●適切な管理をすることで月単位で長期間使用可能 ●緊急時や重症患者で、持続的な静脈経路確保を行う際に第一選択にもなりうる ●治療ごとに行われる静脈穿刺の回数を減らし、患者のストレスを軽減できる ● CV ポートや中心静脈カテーテルに比べて低価格	●挿入できる看護師（特定行為研修修了者）がいないときは医師が挿入する ●カテーテルが露出しているため、腕の動きが制限される ●末梢静脈カテーテルより高価 ●在宅の場合、カテーテルの管理には患者のサポートと家族などのケア介助者が必要 ●カテーテルが長いため、静脈炎のリスクがある

Cope,DG. "Peripherally Inserted Central Catheters". Access Device Standards of Practice for Oncology Nursing. Camp-Correll,D. et al. eds. ONS, 2017, 50. 一部参照

PICC のチェックポイント

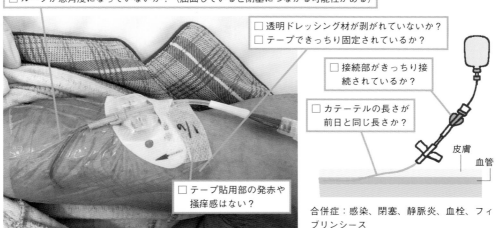

□ ループが急角度になっていないか？（屈曲していると閉塞につながる可能性がある）

□ 透明ドレッシング材が剥がれていないか？
□ テープできっちり固定されているか？

□ 接続部がきっちり接続されているか？

□ カテーテルの長さが前日と同じ長さか？

皮膚
血管

□ テープ貼用部の発赤や掻痒感はない？

合併症：感染、閉塞、静脈炎、血栓、フィブリンシース

PICC の使用開始手順

準備物品：アルコール綿、生食注シリンジ（プレフィルドシリンジ）、ディスポーザル手袋

① 石けんで手を洗い、アルコールで消毒する
② 点滴接続前に異常がないか確認
    □ 静脈炎はないか？　刺入部や周辺に発赤・腫脹・浮腫がないか？
    □ 滴下は良好か？　不良か？
    □ 体外に出ているカテーテルは屈曲していないか？
③ 接続部をアルコール綿で消毒する
④ 生理食塩水を満たしたシリンジを接続する
⑤ 少しだけ押してから、吸引して逆血を確認後、フラッシュする
⑥ 点滴を接続する

ハジケモポイント！ フラッシュに対して抵抗がある場合は、カテーテル内が閉塞している可能性があります。

感染リスクを考慮して、シリンジは薬剤が充填してある製品（プレフィルドシリンジ）を使用します。注入圧が強いとカテーテルの破損につながることもあるため、10mL 以下のシリンジは使用しません。

ドレッシング材の交換

① PICC の身体との固定は、皮膚と縫合される、もしくは接着式のカテーテル固定具（スタットロック® など）を使用する

② ドレッシング材の交換は、7 日ごとに行い、接着式のカテーテルもその際に交換する

③ 定期のカテーテル固定具交換以外にも、PICC 固定部分の疼痛、浸出液、感染兆候などがある際には、ドレッシング材の交換を検討する

④ ドレッシング材交換時に、体外部のカテーテルの長さを測定し、ドレッシング材の交換前後でカテーテル先端の位置移動が起こっていないか確認。もし短くなっている場合は、過挿入の可能性があるため要注意

⑤ 交換時のカテーテル損傷リスクを考慮して、ドレッシング材を取り除くときには、ハサミは使用せずに、手で丁寧に剥がす

⑥ ガーゼで固定する場合は、2 日ごとに交換する

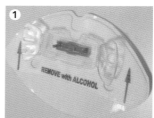
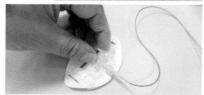
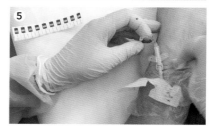

患者教育

❶ カテーテルの管理方法

● PICC挿入部の皮膚周囲に発赤、腫脹、疼痛がないかを、患者さんにも観察してもらいます。

● PICCカテーテルは体外にカテーテルが露出しているために、引っ張られないように気をつけます。

● 体外に露出しているカテーテルの長さを患者さんや家族にも知ってもらい、増減していないかを確認してもらいます。

● 透明ドレッシング材が外れかけた場合、カテーテルが外れないように医療用テープで仮固定して、早急に病院に連絡してもらうよう伝えておきます。

❷ 日常生活での注意点

● カテーテル感染症のリスクがあるために、ぬらさないように過ごしてもらいます。シャワーをする際はビニール袋や市販の保護カバーで覆い、濡れないようにします。

❸ そのほか

● 緊急時に、病院のどこに連絡してもらうかを患者さん・家族と共有しておきます。

● 引用・参考文献
1) O'Grady,NP. et al. Guidelines for the Prevention of Intravascular Catheterrelated. Clin Infect Dis. 52(9). 2011. 162-93.
2) Schulmeister, L. "Implanted Venous Ports". Access Device Standards of Practice for Oncology Nursing. Camp-Sorrell,Dawn. ed. Oncology Nursing Society. 2017. 65-73.
3) 稲葉吉隆ら. "ポートの管理方法". 中心静脈ポートの使い方：安全挿入・留置・管理のために. 改訂第2版. 荒井保明ほか編. 東京, 南江堂, 2014, 67-74.
4) 照井健. "CVポート留置に関して". チームCVポート実践テキスト. 辻靖ほか監修. 東京, 先端医学社, 2016, 13-21.
5) 三村秀文. "フィブリンシースの診断と対処". 中心静脈ポート留置術と管理に関するガイドライン2019. 日本インターベンションラジオロジー学会編. 2020, 41-3. https://www.jsir.or.jp/wp-content/uploads/2020/01/CVP20200107.pdf.
6) Cope, DG. Peripherally Inserted Central Catheters. Access Device Standards of Practice for Oncology Nursing. Camp-Sorrell,Dawn. ed. Oncology Nursing Society. 2017. 49-57.

あるある質問箱

Q4 がん薬物療法って、映画とかドラマみたいにしんどいのでしょうか？

A4 初回の患者さんによく聞かれる質問です。使用される薬剤やレジメンによっても異なりますし、個人差も大きいので、一概にがん薬物療法がしんどいかどうかはいえません。しかし患者さんはがん薬物療法を実際に経験していない初回治療前であれば、どうしてもマスメディアを通してのイメージと、ご自身の治療を重ねてしまうことがあります。また経験がないことで、漠然とした不安を感じているでしょう。治療開始前から患者さんの不安に向き合い、レジメンや使用する薬剤ごとに予測される症状に合わせて、うまく付き合える方法を、患者さんや家族と準備をしていきましょう。

01 | 輸液装置とは

　抗がん剤の投与には、正確な投与管理を行う観点から、さまざまな医療機器が使用されます。代表的な医療機器として輸液ポンプが挙げられます。最近は従来の輸液ポンプではなく、**自然落下方式輸液装置**が使用されるようになってきました。それぞれの特徴を認識して、輸液ポンプを正確に使用できることが重要です。

02 | 自然落下方式輸液装置

　従来の輸液ポンプは、機器で点滴ルートをしごくようにして輸液を送り出しています。そのため血管外漏出のような重大な副作用を避けるために、壊死起因性抗がん剤投与時に使用されないこともあります。そのかわり、自然落下方式輸液装置を使用する施設が増えています。

　自然落下方式輸液装置は、滴下状況をセンサーで監視することで、電動クレンメの役割を果たしています。薬液注入時に、血管に輸液ポンプのように圧はかかりません。

▼ **セッティング**

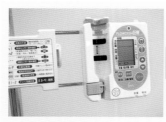
点滴棒に装置を装着する

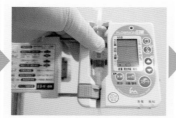
輸液ルートを装置にセッティングする

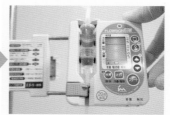
電源を入れる

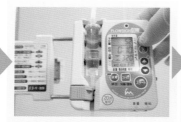
輸液予定量を設定する

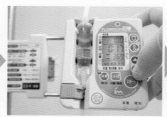
予定時間を設定する

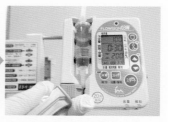
クレンメを開けてスタートボタンを押す

03 | 機器操作時に注意すること

閉塞

　点滴が終了してアラームを消した状態で放置しておくと当然ながら、ルートが閉塞します。アラームが鳴った場合、迅速に原因を検索して対応することが求められます。

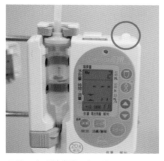
アラームが点灯している

操作忘れや誤操作

　投与量や投与時間の誤入力は正しく滴下されないだけでなく、インシデントにつながる可能性があります。そのために指示された薬液量、投与時間、滴下数などは、可能な限り**ダブルチェック**が望ましいでしょう。

注射ルートの屈曲や断裂

　ポンプを使って輸液すると、注射ルートに屈曲や断裂が起こる可能性があります。無理に引っ張らないことや、製品の使用説明書に従って正しくルートをセッティングすることが非常に重要です。また屈曲など癖がついたルートは早めの交換をすることが、インシデントを防ぎます。

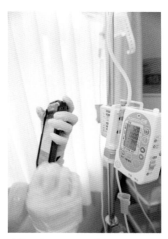
流量を電子カルテの情報と照合する

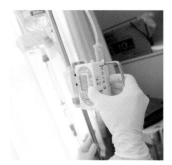
流量セッティングはダブルチェックで！

●参考文献
Moran, AB. "Ambulatory Infusion Pumps". Access Device Standards of Practice for Oncology Nursing. ONS, 2017, 147-52.

5 | 経口抗がん剤の取り扱いのポイント

01 | 経口抗がん剤の特徴を理解する

　近年、経口抗がん剤の開発や承認も増加しており、患者さんや家族に積極的に治療にかかわってもらう場面が増えています。経口抗がん剤での治療は、患者さんが治療内容や服薬について十分に理解したうえで、患者さんが薬の管理などに主体的に取り組むことが必要です。

なぜ患者さんの理解が必要なのか

　注射薬での治療の場合、医療者が投与を管理していることがほとんどで、治療効果が計画どおりに発揮できます。しかし経口抗がん剤治療の場合は、患者さんが、医療者から指導された服薬のタイミングや用量などを継続して、きっちり守ることで治療効果が高まります。

　経口抗がん剤治療の間、定期的に通院・診察を受けることになりますが、次の通院までの間、自宅でなにが起こっているかを医療者が直接モニタリングするのはむずかしく、そのため、患者さんが自身が主体的に治療に参加することが成功のカギとなります。

　アドヒアランス向上に向けて、看護師は医師や薬剤師と連携して、繰り返し、患者教育にかかわることが求められています。

> **はじめてのがん薬物療法のコトバ●**
> **アドヒアランス (adherence)**
> 直訳すると「遵守」「固執」「執着」という意味。医療者の指示に従って一方的に守ってもらう行動ではなく、医療者が推奨する治療方針や生活習慣の方法に納得して、主体的に内服や生活行動をすること。アドヒアランスを高められることで、高い治療効果が期待できます。

▼ **アドヒアランスに影響すること**

個人的な要因
☐ 年齢
☐ 精神状態
☐ 健康への信念
☐ 教育レベル
☐ 治療への期待
☐ 薬物の知識
☐ ソーシャルサポート
☐ 社会的な地位
☐ アルコールや薬物の乱用
☐ 体調や合併症の有無
☐ ライフスタイル：日々の生活のなかで、治療とうまく付き合っていく患者の能力

薬や治療に関する要因
☐ レジメンの複雑さ
☐ 内服の負担感
☐ 治療期間
☐ 治療効果の即時性とエビデンス
☐ 副作用
☐ コスト

ヘルスケアシステムに関する要因
☐ 医療者との関係性
☐ ケアへの満足感
☐ 医療費用や保険の適用範囲
☐ 治療前の教育
☐ 診療所（クリニック）の利便性

経口抗がん剤の取り扱いで重要なことは、在宅で処方どおりにきちんと内服することです。そして、安全に管理をすることが求められます。そのためには、看護師のかかわりが非常に重要となります。

▍治療開始時に確認したいこと

☐ 自身のがんや治療（内服薬）について、どのように認識しているのか？

☐ 薬を抗がん剤と認識しているか？

> ほかの薬剤と混同していないか？
> 曝露対策も考慮して、ほかの薬剤との違いを十分に理解しているか？

☐ 内服の期間やスケジュールを理解しているか？

☐ ほかに内服薬を飲んでいないか？

> 毎日内服するのか？
> 休薬期間があるのか？
> 休薬期間にも及んで内服していないか？

☐ 錠剤を飲むことは可能か？

☐ 錠剤やカプセルを正しく取り出すことができるのか？

> 口腔内の状況や嚥下機能や消化管の状況はどうか？具体的なケアを検討する

☐ 費用負担をどのように認識しているか？
（実際の支払い額〔概算〕の確認）

> 毎月の費用負担や、限度額適用認定証の手続きの有無、月額上限額の確認と、患者への情報提供

> たとえば、末梢神経障害があって開封がむずかしいなど、今の身体機能で薬剤の取り扱いが行動レベルから見て可能か？ どうやったら、取り出せるかを本人と検討する

▍自宅での治療期間に確認したいこと

☐ 自宅で、どこに薬剤を置いているか？

☐ 内服のスケジュールや薬の管理ができているか？

> 家族、とくに子どもが誤って内服しないように心がけているか？ ほかの薬剤と違いがわかるように管理はできているか？

☐ 内服抗がん剤の取り扱いを理解しているか？

☐ 緊急時の連絡先を認識しているか？

☐ 休薬を理解しているか？

> スケジュールどおり、忘れずに管理できているか？
> 例 カレンダーや薬仕分けケースの活用、
> アプリやお薬手帳の活用

> 家族も含めて、平日の夜間や土日祝日の対応可能な連絡先を認識してもらう

> 症状が強く出た場合や生活への支障があるときには休薬することを伝える

> ・薬を扱った後には、石けんで手を洗う
> ・内服後の包装は袋に入れて破棄する
> ・家族が取り扱う場合は手袋をする
> ・薬が余った場合は、次回の来院時に持参してもらう など

●参考文献
1) WHO. Adherencae to long-term therapies Evidence for action. 2003. http://apps.who.int/iris/bitstream/handle/10665/42682/9241545992.pdf;jsessionid=4DF1A16BB42323B0D8A870D8C72E91B7?sequence=1, (2021.8.5 閲覧).
2) Olsen,MM. et al. "Overview of Cancer and Cancer Treatment". Chemotherapy and Immunotherapy Guidelines and Recommendations for Practice. Oncology Nursing Society. 2019. 41-4.
3) Susan,J. "Case-Based Management Strategies and Patient Education". Guide to Cancer Immunotherapy. Walker,S. eds. ONS. 2018. 241-302.
4) Ferguson,KM. "Strategies to Improve Adherence to Oral Cancer Therapies". Clinical Guide to Antineoplastic Therapy: A Chemotherapy Handbook. 4ed. Oncology Nursing Society. 2019. 288.
5) Hartigan,K. Patient Education: The Cornerstone of Successful Oral Chemotherapy Treatment.Kristin. Clinical Journal of Oncology Nursing. Clin J Oncol Nurs. 7(6 Suppl). 2003. 21-4.

　抗がん剤はがんの治療に活用される一方で、人体の健康に影響を及ぼすことが知られています。抗がん剤の曝露対策は、ハジケモさんを含め、すべての医療者が知識や技術を学び実践することが非常に重要です。

01 職業性曝露に対する基本的な考え方 [1]

　「曝露によって健康障害をもたらすか、または疑われる薬品」は Hazardous drugs（HD）といわれます [2]。抗がん剤はがん治療に使われる一方、ヒトまたは動物に対して、発がん性や催奇形性（または発生毒性）、生殖毒性などが認められます。

　患者さんと接する機会の多い患者さんの家族や知人、医療者で曝露のリスクが高いのですが、なかでも医師、看護師、薬剤師などは薬剤を使用する機会が多いため、高リスクといえます（職業性曝露）。そのため、職業性曝露の予防策を考えていく必要があります。

▼ 抗がん剤曝露による人体への影響

ヒトまたは動物に対して
❶発がん性
❷催奇形性または発生毒性
❸生殖毒性
❹低用量での臓器毒性
❺遺伝毒性など
❻既存の HD に類似した構造
などが認められる

▼ 抗がん剤を扱う場面

● ナースステーションで点滴の抗がん剤を準備するとき

● 病室で内服の抗がん剤を患者に渡すとき

● 点滴の抗がん剤を接続したとき

● 点滴をこぼしたとき

● （間接的）抗がん剤投与後の排泄物を取り扱うとき

など

はじめてのがん薬物療法のコトバ●「曝露対策に関連する用語」[2]

● **HD（Hazardous drugs）**：直訳すると「危険な薬」。抗がん剤のようなヒトの細胞に影響を及ぼすことで、なんらかの有害な影響（発がん、催奇形性、生殖や遺伝での毒性など）がある可能性のある薬剤を示す。

● **CSTD（Closed system drug-transfer devices）**：閉鎖式薬物移送システム。がん薬物療法薬の調製や投与を行う際に、外部の薬剤が混入することを防ぐ、または液状化または気化した HD が外部に漏れ出すことを防ぐ器具。

● **PPE（Personal protective equipment）**：個人防護具。曝露対策では、ゴーグル、フェイスシールド、マスク、ガウン、手袋、シューズカバーなどを使用する。

● **曝露**：「さらされる」という意味。がん薬物療法での「曝露」とは、抗がん剤を取り扱ったときに、化学物質である抗腫瘍薬に人体がさらされること。医療者が職務上さらされることを「職業性曝露」という。

○曝露　×暴露
どちらも同じ意味ですが、「暴露」は「秘密や不正を暴露する」などで使われます。

ヒエラルキーコントロールとは、環境から労働者の安全を守るための方法論のことです。
最上位が「最も効果が高いが実行がむずかしい」、下位であるほど「難易度は低いが効果も低い」ことを示しています。

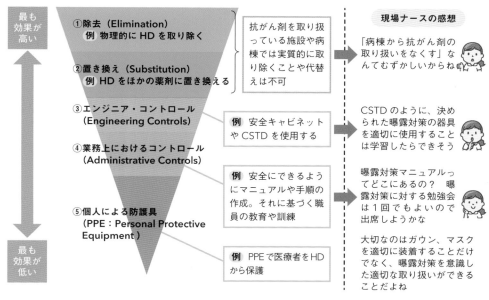

最も効果が高い

① 除去（Elimination）
例 物理的に HD を取り除く

② 置き換え（Substitution）
例 HD をほかの薬剤に置き換える

③ エンジニア・コントロール（Engineering Controls）

④ 業務上におけるコントロール（Administrative Controls）

⑤ 個人による防護具（PPE：Personal Protective Equipment）

最も効果が低い

抗がん剤を取り扱っている施設や病棟では実質的に取り除くことや代替えは不可

例 安全キャビネットや CSTD を使用する

例 安全にできるようにマニュアルや手順の作成。それに基づく職員の教育や訓練

例 PPE で医療者を HD から保護

現場ナースの感想

「病棟から抗がん剤の取り扱いをなくす」なんてむずかしいからね

CSTD のように、決められた曝露対策の器具を適切に使用することは学習したらできそう

曝露対策マニュアルってどこにあるの？ 曝露対策に対する勉強会は1回でもよいので出席しようかな

大切なのはガウン、マスクを適切に装着することだけでなく、曝露対策を意識した適切な取り扱いができることだよね

The National Institute for Occupational Safety and Health (NIOSH) , "HIERARCHY OF CONTROLS, https://www.cdc.gov/niosh/topics/hierarchy/default.html. より作成

02 | 個人防護具（PPE）の使い方

　抗がん剤への曝露を予防するには、まずは曝露の可能性が高い場面を最小限にすることが重要です。

　曝露対策は、点滴交換や抗がん剤を扱う場面で、「決められているルール」や「当たり前のことを当たり前に守る」ことが大原則です。日本がん看護学会や日本臨床腫瘍学会など複数の学会が共同で「がん薬物療法における職業性曝露対策ガイドライン」を発表しています。各施設はこのガイドラインに基づいてルールやマニュアルを作成しているので、まずはこれを遵守します。

▼ どんな場面で曝露しやすいのか

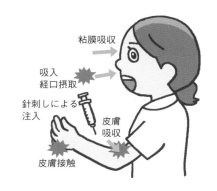

粘膜吸収
吸入
経口摂取
針刺しによる注入
皮膚吸収
皮膚接触

▼ 曝露対策の大原則

● 抗がん剤に触る機会を減らす
● ルートから漏らさない、飛散しない
● 点滴ボトルの交換の方法を工夫する
● 排尿・排便・排液処理をきちんとする
● 個人防護具（PPE）を正しく着ける

PPE の装着

○ 手袋とガウンの装着

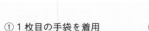

①１枚目の手袋を着用

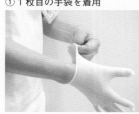

②ガウンを片袖から通す

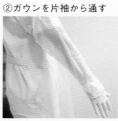

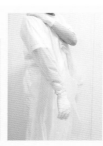

③もう片方を通して紐を結ぶ

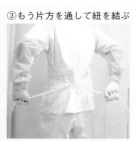

④２枚目の手袋を、ガウンのそで口をおおうように着用する　⑤完成

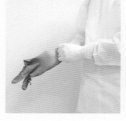

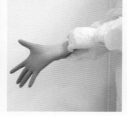

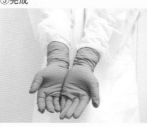

○ 手袋の脱ぎ方　※汚染された面を触らずに外すことがキモ

①片方の手袋を脱ぐ

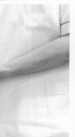

②手袋の表面に触れずに手と手袋の間に指を入れて脱いでいく

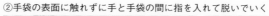

反対側から見たところ

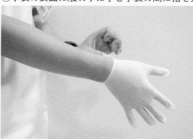

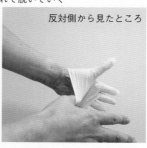

④表面に触れないよう丸める

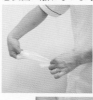

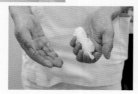

⑤ほかの物品とともに感染ゴミとして廃棄

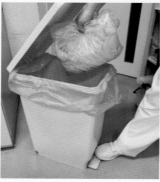

⑥石けんと流水で手を洗う

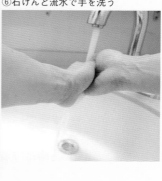

03 | さまざまな場面での曝露対策

○ 抗がん剤の点滴投与時の曝露対策

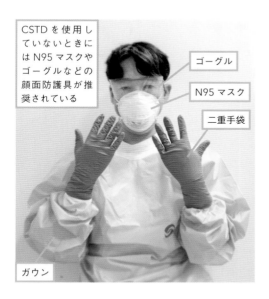

CSTDを使用していないときにはN95マスクやゴーグルなどの顔面防護具が推奨されている

ゴーグル

N95マスク

二重手袋

ガウン

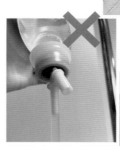

素手で抗がん剤の入っているルートを取り扱うのはNG

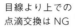

空気針（air針）を使用するのはNG

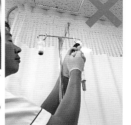

目線より上での点滴交換はNG

○ 排泄物の処理やリネン取り扱い時の曝露対策

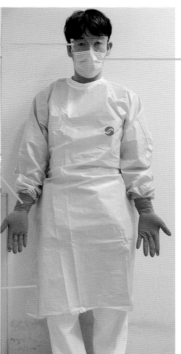

ゴーグル

飛散が起こる可能性がある場合には、ゴーグルなどの顔面防護具を装着する

マスク

吸入リスクがある場合はN95マスクをする

一重手袋

HDを直接触れる場面では、2重手袋。HD投与患者の排泄物やリネンに触れるとき、HDの外装に触れるときには1重手袋

ガウン

治療中のHDで汚染されたリネン類の取り扱い

治療中の吐物や排液の取り扱い

HDの排泄期間は薬剤によって異なりますが、大半の薬剤は48時間以内、長期的なものでは約7日間かけて排泄されます

○ スピル時の処理

　スピルとは HD が「こぼれる」ことをいいます。スピルによって周囲の環境が汚染されると、医療者への曝露の原因となります。そのために、スピル時には即座に対応し、拡大しないように素早く清掃を行います。

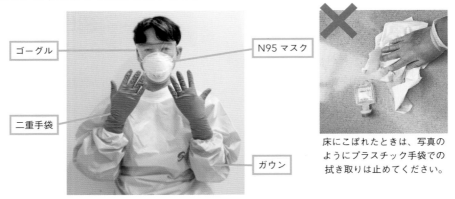

床にこぼれたときは、写真のようにプラスチック手袋での拭き取りは止めてください。

　HD を取り扱うときは、スピルが起こらないようにすることが前提です。しかし、さまざまな状況下でスピルを生じることも考えられるため、スピルの場面に遭遇したとき、誰でも迅速に同一手技で処理を行えるようにしていく必要があります。

▼ **スピルキットの中身の例**

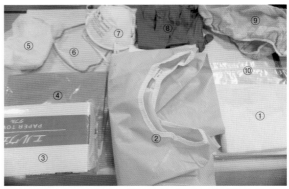

①吸収用シート　②ガウン　③ペーパータオル　④感染用ゴミ袋
⑤キャップ　⑥ゴーグル　⑦N95 マスク　⑧ニトリルゴム手袋
⑨シューズカバー　⑩ジッパー袋

○ 投与後のカテーテルなどの廃棄方法

　HD が付着している可能性がある点滴バックやルートは、接続は外さずにそのままジッパー付きの袋に入れて、HD 専用の廃棄容器に廃棄することを原則とします。側管から投与したルート類も外さず、曝露の機会を作らないよう注意します。

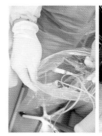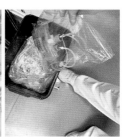

●引用・参考文献
1)　Polovich, M. "Safe handling of hazardous drugs". Chemotherapy and Immunotherapy Guidelines and Recommendations for Practice. ONS, 2018, 235-49.
2)　日本がん看護学会, 日本臨床腫瘍学会, 日本臨床腫瘍薬学会. がん薬物療法における職業性曝露対策ガイドライン. 2019 年度版. 東京, 金原出版, 2019, 3-5, 13-119.
3)　平井和恵. "個人防護具（PPE）". 見てわかるがん薬物療法における曝露対策. 第 2 版. 日本がん看護学会監修. 東京, 医学書院, 2020, 95-113.

第 **3** 章

患者さんの
困りごとに対応

質問にバッチリ答えたい
あなたへ

WEB
動画▶

01 | がん薬物療法の副作用とは

　薬剤には、一般的に、効果の得られる用量と副作用が出現する用量の間に幅（安全域）があります。しかし抗がん剤はほかの薬剤と比べて安全域の幅が狭く、一般の薬剤と同じように正しく服用したとしても、副作用の出現は不可避です。

▼ なぜ抗がん剤では副作用が出やすいのか？

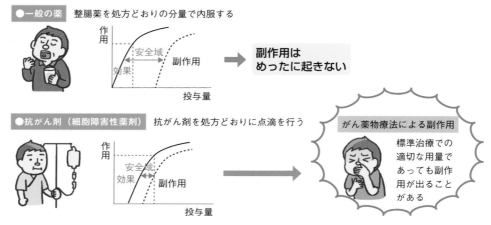

新野祐樹. "がん薬物療法の基本概念". がん診療レジデントマニュアル. 国立がん研究センター内科レジデント編. 第8版. 東京, 医学書院, 2019, 18.

　副作用の症状は患者さんの QOL を低下させるため、薬物を用いた支持療法や症状マネジメントが必要ですが、副作用の出現状況は、使用される薬剤や患者さんの状態によって個別性があります。作用と副作用は、細胞障害性抗がん剤、分子標的薬、ホルモン療法薬、免疫チェックポイント阻害薬で違います。それをみていきましょう。

▼ 副作用の出現状況は個々に異なる

副作用の出現には、薬剤のことだけでなく、個人の要因も大きな影響を受けています。これらの状況について、事前に情報収集した時点で多職種で共有することが、より安全な副作用のマネジメントにもつながります。

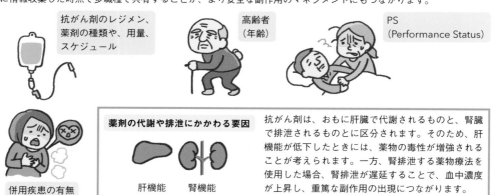

02 | 細胞障害性抗がん剤の作用・副作用

　がん細胞は大きくなるために、絶えず細胞の分裂や増殖を繰り返しています。その分裂が盛んながん細胞を攻撃するのが細胞障害性抗がん剤です。しかし、抗がん剤はがん細胞だけを選んで攻撃することができません。分裂が盛んな正常な細胞にも影響を及ぼしてしまうため、副作用が出現するのです。

▼ 細胞障害性抗がん剤の副作用

外から見える副作用と、外から見えない副作用があります。

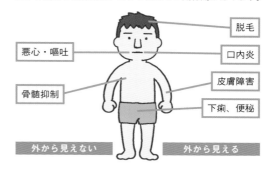

▼ 副作用はなぜ出現するの？

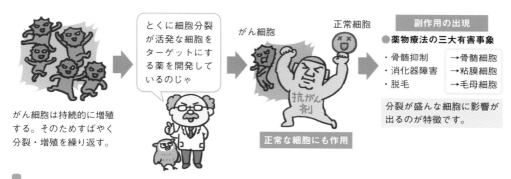

がん細胞は持続的に増殖する。そのためすばやく分裂・増殖を繰り返す。

とくに細胞分裂が活発な細胞をターゲットにする薬を開発しているのじゃ

正常な細胞にも作用

副作用の出現

●薬物療法の三大有害事象

・骨髄抑制　→骨髄細胞
・消化器障害　→粘膜細胞
・脱毛　→毛母細胞

分裂が盛んな細胞に影響が出るのが特徴です。

▌細胞障害性抗がん剤の副作用対策のポイント

　がん薬物療法の副作用の対策は、薬物による支持療法に非薬物療法を組み合わせてマネジメントします。そのなかでもいちばん苦渋するのは、「時期が予測できない」「薬剤でのマネジメントがむずかしい」「見えない副作用がある」ことです。

❶ 発現時期を予測する

　細胞障害性抗がん剤の副作用がすべて同時に出現することはありません。副作用の発現時期を予測して、患者さんにとって必要な症状マネジメントを検討していきます。

❷ 支持療法による薬物療法や非薬物療法を効果的に使用する

　薬物での支持療法だけでなく、非薬物療法も合わせて、症状とうまく付き合っていくマネジメントを検討します。

❸ 見えない副作用を見えるように評価する[1]

　「見えない副作用」とは、末梢神経障害、倦怠感、食欲不振、味覚障害など、患者さんの主観的な症状のことで、数値化が困難な症状のことです。データ化できない副作用に対して、看護師は積極的に問診を行い、どんな症状が出ているのかを評価します。もしくは患者さん自身に評価してもらい、日常生活への影響を評価していきましょう。

03 | 分子標的薬の作用・副作用

　分子標的薬は、がん細胞が持つ特定の分子を標的にした薬剤です。大きく分けて、おもに細胞の表面で作用する「抗体薬」と、細胞の中で作用する「小分子薬」の2種類があります。

　分子標的薬は、従来の細胞障害性抗がん剤とは異なる副作用が出ることがあります。まずはその違いや特徴を理解する必要があります。

▼ 分子標的薬の作用の仕方

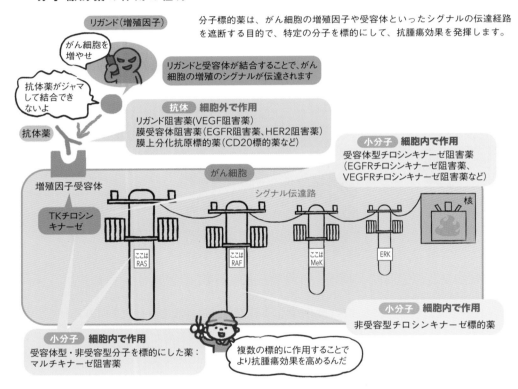

分子標的薬は、がん細胞の増殖因子や受容体といったシグナルの伝達経路を遮断する目的で、特定の分子を標的にして、抗腫瘍効果を発揮します。

▼ 従来の化学療法薬と分子標的薬との違い

	従来の化学療法薬	分子標的薬
作用の仕方	急速に分裂する、すべての正常細胞とがん細胞に作用する	がんに関連する特定の分子標的に作用する
設計方法	細胞を殺傷するために設計されている	標的に対して相互作用するように、意図的に選択され、設計されている
薬効の特徴	腫瘍細胞を殺傷する（細胞障害性）	細胞が増殖することを抑制する（腫瘍細胞の増殖を阻止する）

National Cancer Institute web site. より引用
https://www.cancer.gov/about-cancer/treatment/types/targetedtherapies

分子標的薬の作用機序と種類

　分子標的薬は、なにを標的にするかによって作用機序が異なると同時に、副作用も異なります。

▼ 作用機序の例（パニツムマブの場合）

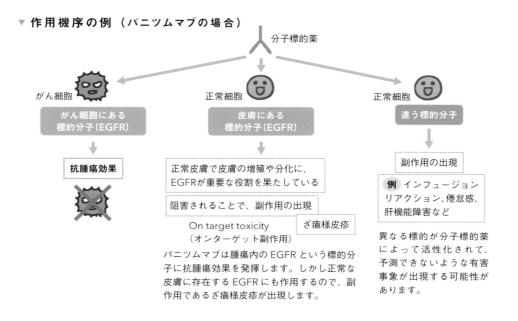

がん細胞
　がん細胞にある
　標的分子（EGFR）
　→ 抗腫瘍効果

正常細胞
　皮膚にある
　標的分子（EGFR）
　→ 正常皮膚で皮膚の増殖や分化に、EGFRが重要な役割を果たしている
　→ 阻害されることで、副作用の出現
　　On target toxicity（オンターゲット副作用）　ざ瘡様皮疹

パニツムマブは腫瘍内のEGFRという標的分子に抗腫瘍効果を発揮します。しかし正常な皮膚に存在するEGFRにも作用するので、副作用であるざ瘡様皮疹が出現します。

正常細胞
　違う標的分子
　→ 副作用の出現
　　例 インフュージョンリアクション、倦怠感、肝機能障害など

異なる標的が分子標的薬によって活性化されて、予測できないような有害事象が出現する可能性があります。

▼ 分子標的薬の比較

	抗体薬	小分子薬
大きさ	分子量が大きい（小分子薬に比べて100倍大きい）ために細胞内には移行できず、細胞外で働く	分子量が小さいために細胞内に入ることができる
作用部位	細胞外もしくは細胞膜の上にある抗原や受容体、リガンドに作用	細胞内に入り、標的に作用
投与経路	経静脈（注射薬）	経口薬（一部注射薬）
体内半減期	長い。約3週間（小分子の約100倍も長い）	短い（継続して飲み続けなければいけない）
費用	どちらとも高額	

▼ 分子標的薬の副作用の特徴

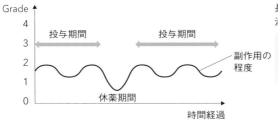

長期間の投与によるQOLの低下を注意深く観察し、治療が継続できるように症状マネジメントを行う

継続に投与されるためGrade1〜2程度の副作用が長期に持続します。休薬期間は症状が軽減します。
例 倦怠感、高血圧、タンパク尿、下痢、皮膚障害

▼ 抗体薬の作用と副作用

分類	標的	一般名（商品名）	投与経路	おもな適応	おもな副作用
ADC	HER-2	トラスツズマブエムタンシン（カドサイラ®）	静注	乳がん	悪心、倦怠感、血小板減少、肝機能障害、末梢神経障害
ADC	HER-2	トラスツズマブデルクステカン（エンハーツ®）	静注	乳がん、非小細胞肺がん、胃がん	間質性肺炎、脱毛、悪心、倦怠感、骨髄抑制
ADC	抗CD79b	ポラツズマブベドチン（ポライビー®）	静注	びまん性大細胞型B細胞リンパ腫	骨髄抑制、末梢神経障害、感染症、悪心、倦怠感、下痢
キメラ抗体	CD20	リツキシマブ（リツキサン®）	静注	B細胞リンパ腫	インフュージョンリアクション、骨髄抑制、腫瘍崩壊症候群
キメラ抗体	EGFR	セツキシマブ（アービタックス®）	静注	結腸、直腸がん、頭頸部がん	インフュージョンリアクション、皮膚障害（ざ瘡様皮疹、皮膚乾燥、爪囲炎）、長睫毛症、下痢など
ヒト化抗体	CD33	ゲムツズマブオゾガマイシン（マイロターグ®）	静注	急性骨髄性白血病	骨髄抑制、感染症、肝障害、腎障害、腫瘍崩壊症候群、インフュージョンリアクション
ヒト化抗体	CCR4	モガムリズマブ（ポテリジオ®）	静注	CCR4陽性成人T細胞白血病	インフュージョンリアクション、皮膚障害、腫瘍崩壊症候群、感染症
ヒト化抗体	CD20	オビヌツズマブ（ガザイバ®）	静注	CD20陽性濾胞性リンパ腫	インフュージョンリアクション、腫瘍崩壊症候群、骨髄抑制、感染症、心障害、間質性肺炎など
ヒト化抗体	HER-2	トラスツズマブ（ハーセプチン®）	静注	乳がん、胃がん	心障害、インフュージョンリアクション
ヒト化抗体	HER-2, HER-3	ペルツズマブ（パージェタ®）	静注	乳がん	骨髄抑制、間質性肺炎、心障害、インフュージョンリアクション、下痢、発疹など
ヒト化抗体	VEGF	ベバシズマブ（アバスチン®）	静注	結腸、直腸がん、非小細胞肺がん、乳がん、卵巣がん、悪性神経膠腫など	高血圧、創治癒遅延、血栓症、易出血、タンパク尿、消化管穿孔、インフュージョンリアクション
ヒト化抗体	EGFR	パニツムマブ（ベクティビックス®）	静注	結腸、直腸がん	インフュージョンリアクション、皮膚障害（ざ瘡様皮疹、皮膚乾燥、爪囲炎）、長睫毛症、下痢など
ヒト化抗体	CD38	ダラツムマブ（ダラザレックス®、ダラキューロ®）	静注、皮下注	多発性骨髄腫	インフュージョンリアクション、骨髄抑制、感染症、腫瘍崩壊症候群など
ヒト化抗体	VEGF	ラムシルマブ（サイラムザ®）	静注	非小細胞肺がん、胃がん、結腸、直腸がん、肝細胞がん	高血圧、創治癒遅延、血栓症、易出血、タンパク尿、消化管穿孔、インフュージョンリアクション
ヒト化抗体	標的HER-2	ペルツズマブ・トラスツズマブ・ボルヒアルロニダーゼ アルファ注（フェスゴ®）	皮下注	乳がん	下痢、注射部位反応、倦怠感、発疹

ADC：Antibody（抗体）Drug（薬物）Conjugate（複合体）の略。抗体薬物複合体（ADC）は、抗体に抗がん剤を結合させ、特定のがん細胞にピンポイントで薬を運び、抗がん剤を放出させる。これにより、副作用を抑えながら効率的に治療が行える。

▼ 小分子薬の作用と副作用

分類	標的	一般名（商品名）	投与経路	おもな適応
チロシンキナーゼ阻害薬	EGFR	ゲフィチニブ（イレッサ®）	内服	非小細胞肺がん
	EGFR	エルロニチブ（タルセバ®）	内服	非小細胞肺がん、膵がん
	EGFR、HER2、HER4	アファチニブ（ジオトリフ®）	内服	非小細胞肺がん
	EGFR	オシメルチニブ（タグリッソ®）	内服	非小細胞肺がん
	BCR-ABL	イマチニブ（グリベック®）	内服	慢性骨髄性白血病、消化管間質腫瘍、Ph1陽性急性リンパ性白血病
	BCR-ABL、PDGFR、KIT、SFKs、EPHA2	ダサチニブ（スプリセル®）	内服	慢性骨髄性白血病、Ph1陽性急性リンパ性白血病
	BCR-ABL、PDGFR、KIT	ニロチニブ（タシグナ®）	内服	慢性骨髄性白血病
	EML4-ALK	クリゾチニブ（ザーコリ®）	内服	ALK融合遺伝子陽性非小細胞肺がん
	PDGFR-α、β、VEGFR-1、2、3、KIT FLT3、CSF-1R、RET	スニチニブ（スーテント®）	内服	腎細胞がん、消化管間質腫瘍、膵神経内分泌腫瘍
	VEGFR-1、2、3	アキシチニブ（インライタ®）	内服	腎細胞がん
	HER-2、EGFR	ラパチニブ（タイケルブ®）	内服	乳がん
Rafキナーゼ阻害薬	VEGFR-1、2、3、KIT、FLT-3、PDGFR、B-Raf、C-RAF	ソラフェニブ（ネクサバール®）	内服	腎細胞がん、肝細胞がん
プロテアゾーム阻害薬	26Sプロテアソーム	ボルテゾミブ（ベルケイド®）	皮下注	多発性骨髄腫
mTOR阻害薬	mTOR	エベロリムス（アフィニトール®）	内服	腎細胞がん
	mTOR	テムシロリムス（トーリセル®）	静注	腎細胞がん

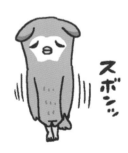

分子標的薬のおもな副作用

　おもな副作用にはインフュージョンリアクション、皮膚障害（ざ瘡様皮疹、皮膚乾燥、爪囲炎など）、心障害、肝障害、高血圧、タンパク尿、消化管穿孔、血栓症、創治癒遅延、倦怠感、下痢、甲状腺機能障害、間質性肺炎などの副作用を生じることがあります。

　分子標的薬は、治療薬に特異的な副作用がいつごろに出現するのかを予測して、重症化しないようにセルフケア支援を行っていきます。

▼ 分子標的薬の潜在的な副作用

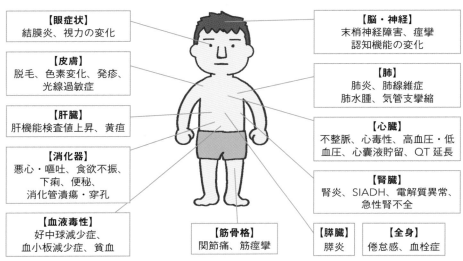

【眼症状】
結膜炎、視力の変化

【皮膚】
脱毛、色素変化、発疹、光線過敏症

【肝臓】
肝機能検査値上昇、黄疸

【消化器】
悪心・嘔吐、食欲不振、下痢、便秘、消化管潰瘍・穿孔

【血液毒性】
好中球減少症、血小板減少症、貧血

【筋骨格】
関節痛、筋痙攣

【脳・神経】
末梢神経障害、痙攣認知機能の変化

【肺】
肺炎、肺線維症肺水腫、気管支攣縮

【心臓】
不整脈、心毒性、高血圧・低血圧、心嚢液貯留、QT延長

【腎臓】
腎炎、SIADH、電解質異常、急性腎不全

【膵臓】
膵炎

【全身】
倦怠感、血栓症

Brown,VT. "Targeted Therapy". Chemotherapy and Immunotherapy Guidelines and Recommendations for Practice, ONS, 2019, 106 より引用

▼ 分子標的薬の特異的な副作用

EGFR阻害薬	VEGF阻害薬
EGFR（Epidermal growth factor receptor）は、がん細胞の増殖にかかわっていることで知られています。抗体薬はがん細胞の外にある受容体（EGFR）と結合することで、がん細胞の増殖のシグナルを阻害します。EGFRチロシンキナーゼ阻害薬は細胞内にあるEGFRチロシンキナーゼを阻害することで、細胞内でのシグナル伝達を阻害します。 ●EGFR抗体薬：注射薬 セツキシマブ、パニツムマブ ●EGFRチロシンキナーゼ阻害薬（小分子薬）：内服薬 ゲフィチニブ、エルロチニブ、アファチニブ、オシメルチニブ、イマチニブ	がん細胞はみずからが成長するために、必要な栄養や酸素を取り込もうと、新たな血管を呼び込みます。そのときに血管内皮増殖因子（VEGF：Vascular endothelial growth factor）が「血管を作れ！」という指令（シグナル）を放出します。VEGF阻害薬は血管新生を阻害し、抗腫瘍効果を発揮します。 ●抗体薬：ベバシズマブ、ラムシルマブ、アフリベルセプト ●小分子薬：ソラフェニブ、スニチニブ、パゾパニブ、アキシチニブ、レゴラフェニブ、レンバチニブ 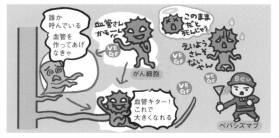

04 免疫チェックポイント阻害薬の作用・副作用

免疫チェックポイント阻害薬の副作用のメカニズム

　免疫チェックポイント阻害薬は、自分の免疫にブレーキをかけるシステムを解除するはたらきがあります。しかし、がんに対する免疫を活性化するだけでなく、自己の免疫に対しても活性してしまうために、免疫関連有害事象（ irAE：immune related adverse event）が出現します。

▼ **免疫チェックポイント阻害薬のはたらき**

免疫がはたらくとき	がん細胞が免疫をかわす（免疫逃避）	免疫チェックポイント阻害薬がはたらく
		① T 細胞の PD-1 に抗 PD-1 抗体が結合することで、T 細胞が活性化して、がん細胞を攻撃できる
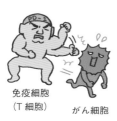 免疫細胞（T 細胞）　　がん細胞		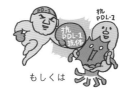 もしくは
通常は活性した T 細胞ががん細胞を攻撃する	T 細胞の PD-1 ががん細胞の PD-L1 と結合することで、免疫細胞は攻撃できなくなります	②がん細胞の PD-L1 に抗 PD-L1 が結合することで、T 細胞が活性化して、がん細胞を攻撃することができる

irAE 早期発見や介入のポイント

　症状が多岐に渡るために、irAE が記載されたパンフレットなど、視覚的に確認できるツールを使用して、家族も含めた教育を、事前に行います。

● 症状が急激に増悪したときの症状や受診のタイミングについて、事前から話し合っておきます。

● 休日や夜間の緊急の受診先を、患者さん・家族が理解できるようにインフォメーションを行います。

▼ **免疫チェックポイント阻害薬の治療中に、とくに注意が必要な症状**

有害事象は全身に出現します。

できれば早く発見したい症状

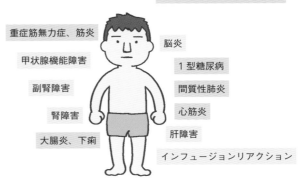

重症筋無力症、筋炎
甲状腺機能障害
副腎障害
腎障害
大腸炎、下痢
脳炎
1 型糖尿病
間質性肺炎
心筋炎
肝障害
インフュージョンリアクション

3
患者さんの困りごとに対応　質問にバッチリ答えたいあなたへ

05 | セルフモニタリング、セルフケア支援 [2]

　これまで述べてきたように、がん薬物療法ではなんらかの副作用が出現する可能性があり、副作用によって QOL の低下を招いている可能性もあります。しかも現在では外来で治療が行われるケースも多いことから、患者さん本人や家族が観察やケアを行っていく必要があります。

● 薬物療法を開始するにあたり、患者さんと話し合い、不安や気がかりを聞きます。患者さん自身が主体的にかかわれることを意識して、実際のセルフケアの支援内容を検討していくことが重要です。

● セルフケアを高めることで、治療中の患者さんの QOL を高めていくことや不安を軽減することにつなげていきます。

セルフモニタリング

　患者さんみずからが、がん薬物療法中の自分の身体に起こっていることを気にかけて、モニタリングができるかどうかがカギになります。

● 患者さんが自分の身体の変化に気づいて、早期に報告する力をつけていく。

● 表現の一つとして、口頭での説明だけでなく、治療日記をつけることを指導する。日記を記載するために、みずからの身体の変化を意図して見ていくことが目的です。

体調変化が少しでもあったとき、そのことを言語化でき、表現できることが重要です。

▼ 治療日記

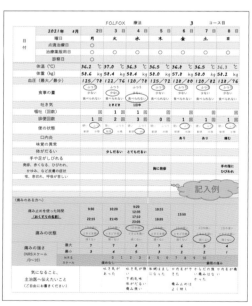

（当院オリジナル）

● 引用・参考文献
1) Ramsey,B. Chemotherapy Education for Patients With Cancer: A Literature Review. Clin J Oncol Nurs. 18 (6), 2014, 637-40.
2) 岡元るみ子. "みえない副作用 この5年で変わった副作用の評価基軸". Cancer Board Square. 3 (1), 2017, 34-8.
3) 山田みつぎ. がん化学療法の前・中・後の必須アセスメント. プロフェッショナルがんナーシング. 3 (6), 2013, 553-63
4) Chau,C.H. et al. "血管新生阻害療法". がんの分子生物学. 第2版. 東京, メディカル・サイエンス, 2017, 154-73.
5) 中根実. "分子標的治療薬とは". 分子標的治療薬とケア. 日本がん看護学会編. 東京, 医学書院, 2016, 283-6.
6) 市原英基. "分子標的薬治療薬概論". 新臨床腫瘍学：がん薬物療法専門医のために. 改訂第6版. 日本臨床腫瘍学会編. 東京, 南江堂, 2021, 1-36.
7) 石川和宏. "分子標的薬の特徴とメカニズム". 基本まるわかり分子標的薬. 改訂2版. 東京, 南江堂, 2013, 20-62.
8) Gullatte, M. et al. "Targeted Therapy: Small Molecule Inhibitors". Clinical Guide to Antineoplastic Therapy. ONS, 2020, 137-57.

01 有害事象共通用語規準（CTCAE）

　がん治療の有害事象の評価には、一般的に「有害事象共通用語規準」（CTCAE：
Common Terminology Criteria for Adverse Events）が使用されています。これは医療者が評価する客観的な評価であり、がん治療や臨床試験でも使用される、重症度の程度を評価するスケールです。バージョンがあり、2021年7月現在、「Version 5.0」が使用されています。

たとえばこの例、

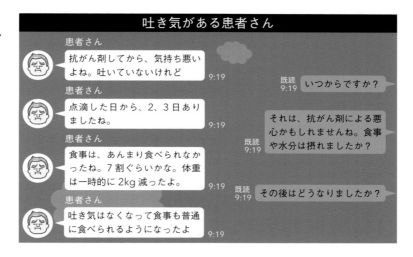

CTCAE（ver.5.0）では

	Grade1	Grade2	Grade3	Grade4
悪心	摂食習慣に影響のない食欲低下	顕著な体重減少、脱水または栄養失調を伴わない経口摂取量の減少	カロリーや水分の経口摂取が不十分；経管栄養／TPN／入院を要する	—

有害事象共通用語規準 v5.0 日本語訳 JCOG 版から引用

を見ます。

この患者さんは、「薬物療法の治療後の day1-3 にかけて悪心がある」という訴えでした。一時的な体重減少があり、食事量は一時的に減ったと話しています。そのとき CTCAE では Grade2 と考えられます。
その後は Grade が0にまで改善していますね。

はじめてのがん薬物療法のコトバ●

「有害事象」と「副作用」の違い

　有害事象（adverse events）と副作用（side effects）は、若干ニュアンスが違います。

●**副作用**：薬物療法の因果関係を否定できない事象

●**有害事象**：がん薬物療法の因果関係を問わない、観察される好ましくない事象

　したがって、がん薬物療法に使用される「CTCAE」は、「有害事象の評価」になります。

副作用
有害事象

CTCAE の Grade の意味

「Grade」は有害事象の重症度を意味しています。0〜5までの6段階あり、それぞれのグレードで原則が定義されています。

▼ CTCAE の Grade の定義

Grade0	正常	
Grade1	軽症；症状がない、または軽度の症状がある；臨床所見または検査所見のみ；治療を要さない	食事の準備、買い物、電話の使用、金銭の整理など
Grade2	中等症；最小限／局所的／非侵襲的治療を要する；年齢相応の身の回り以外の日常生活動作の制限	
Grade3	重症または医学的に重大であるが、ただちに生命を脅かすものではない；入院または入院期間の延長を要する；身の回りの日常生活動作の制限	入浴、着衣・脱衣、食事の摂取、トイレの使用、薬の内服が可能で、寝たきりでない状態
Grade4	生命を脅かす；緊急処置を要する	
Grade5	有害事象による死亡	

（Grade が高くなるほど重症）

有害事象共通用語規準 ver.5.0 日本語訳 JCOG 版から引用

CTCAE では身体症状だけでなく、血液毒性など血液データの評価にも使用されます。

▼ CTCAE での血液データでの Grade の定義（ver.5.0）

	Grade 1	Grade 2	Grade 3	Grade 4	Grade 5
白血球	<3,000/mm^3	<3,000〜2,000/mm^3	<2,000〜1,000/mm^3	<1,000/mm^3	―
好中球	<1,500/mm^3	<1,500〜1,000/mm^3	<1,000〜500/mm^3	<500/mm^3	―
ヘモグロビン（貧血）	<10.0g/dL	<10.0〜8.0g/dL	<8.0g/dL	生命を脅かす；緊急処置を要する	死亡
血小板	<75,000/mm^3	<75,000〜50,000/mm^3	<50,000〜25,000/mm^3	<25,000/mm^3	―

治療できます！　　治療延期を検討

有害事象共通用語規準 ver.5.0 日本語訳 JCOG 版から引用

がん薬物療法を行っている患者さんの症状の評価に CTCAE を使用することで、多職種と症状の程度や増減についての情報を共有し、連携することが可能です。看護師も治療の評価に積極的に取り組むことが、治療の早期介入や患者さんの QOL を向上させるために非常に重要だと考えます。

02 | PRO-CTCAE™

　PRO（Patient-Reported-Outcomes）-CTCAE™ とは、薬物療法の有害事象を、患者さん自身の主観的な視点を取り入れて評価するためのツールです。CTCAE は症状を客観的に評価できる反面、患者さんの主観的な視点が入りません。そこで、患者さんが自身で主観的に評価するツールとして PRO-CTCAE™ が開発されました。

　「口渇感」「嚥下障害」「疼痛」「倦怠感」「悪心・嘔吐」「睡眠障害」「苦痛」「息切れ」「食欲不振」などの 13 の評価項目について、「過去 7 日間にどの程度起こったか」で評価してもらいます。日常臨床ではまだ普及していない施設も多いのですが、今後、このような「患者自身が評価するツール」の普及が望まれます。

▼ **PRO-CTCAE™ の例（吐き気）**

9. Nausea（吐き気）				
a．この 7 日の間で、吐き気はありましたか？				
なかった	ほとんどなかった	ときどき	頻繁に	ほとんどいつも
b．この 7 日の間で、吐き気は、一番ひどいときで、どの程度でしたか？				
そういうことはなかった	軽度	中等度	高度	きわめて高度

JCOG.　"PRO-CTCAE™ について"　から引用

03 | 患者さんの来院から、症状を評価するまでの流れとポイント

▼ **一般的な外来化学療法の流れ**

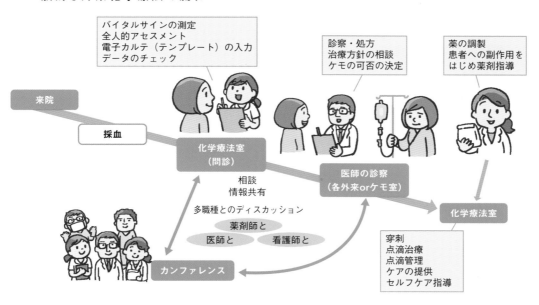

この流れのなかでの看護師の重要な役割は、患者さんが訴えている症状や、治療日記に書かれている症状について丁寧に話を聞き取り、情報を集めることです。そうして得られた情報を、共通の評価指標を使って評価し、医療者間で共有します。

　症状ごとに聞き取りたい具体的な内容は、次ページから解説します。

▼ 症状の聞き取りの工夫① 「治療日記」

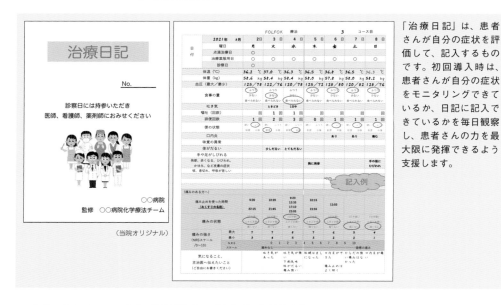

「治療日記」は、患者さんが自分の症状を評価して、記入するものです。初回導入時は、患者さんが自分の症状をモニタリングできているか、日記に記入できているかを毎日観察し、患者さんの力を最大限に発揮できるよう支援します。

▼ 症状の聞き取りの工夫② 「電子カルテの入力画面」

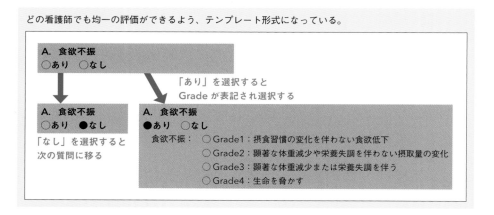

━━━━ よくある患者さんの声 ━━━━

「食欲が全然ないのですが、
なにを食べたらいいですか？」

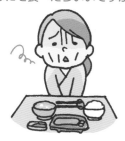

「うどんの汁の味が
わかりません…」

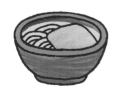

「濃い味のものばかり
ほしくなります」

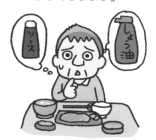

ハジケモ
ポイント！

食欲不振・味覚障害のハジケモポイント

● 食欲不振は薬物療法の副作用だけでなく、がんの症状や悪液質にかかわる症状であり、総合的にアセスメントしていく必要があります。

● 食欲不振や味覚障害は食事にまつわる症状です。そのために家族を巻き込んで指導を行うことで、より効果的なケアにつながります。

01 ｜ 食欲不振の特徴

　がん薬物療法中の食欲不振（anorexia）は、疾患や治療、精神的な苦悩に関連して生じる食欲低下、その後の食事摂取量が減少することといわれています[1]。食欲不振は、がん薬物療法中によくみられる症状であり、新たにがんと診断された患者さんの約50%にみられます[2]。

　患者さんの食欲を低下させるだけでなく、長期的にはQOLを低下させる可能性もあり、ハジケモさんにも気にかけてほしい症状の一つです。

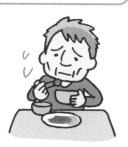

02 ｜ 食欲不振・味覚障害の原因 [1-3]

食欲不振の原因の探査

　「食欲がない」という患者さんを担当したときに、まずは食欲不振の原因が本当にがん薬物療法だけなのか、ほかに原因がないのかを、観察してください。

Aさんなんで食事を食べてくれないのかなぁ

なにか原因があるのかしら？

まずはもう少し詳しく話を
聞いてみよう

▼ がん薬物療法中の食欲不振の原因

食欲不振にはさまざまな原因が考えられます。

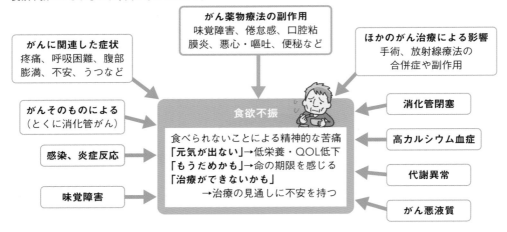

がんに関連した症状
疼痛、呼吸困難、腹部膨満、不安、うつなど

がん薬物療法の副作用
味覚障害、倦怠感、口腔粘膜炎、悪心・嘔吐、便秘など

ほかのがん治療による影響
手術、放射線療法の合併症や副作用

がんそのものによる
（とくに消化管がん）

感染、炎症反応

味覚障害

食欲不振
食べられないことによる精神的な苦痛
「元気が出ない」→低栄養・QOL低下
「もうだめかも」→命の期限を感じる
「治療ができないかも」
→治療の見通しに不安を持つ

消化管閉塞

高カルシウム血症

代謝異常

がん悪液質

味覚障害の原因と症状 [3]

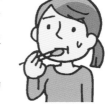

　抗がん剤による味覚障害（Dysgeusia）は、がん薬物療法を受ける患者の45〜84％で生じます [1]。味覚障害のメカニズムは十分にわかっていませんが、がん薬物療法を含む薬剤性の味覚障害のほかに、亜鉛欠乏性、突発性、心因性など、さまざまな原因が考えられます。

　味覚障害が生じることで、食事への意欲が低下することや、長期的に考えると摂食量の減少による低栄養やQOL低下の可能性も考えられます。

▼ 味覚障害の代表的な症状

薬剤性の味覚障害の特徴は、甘味、酸味、苦味、塩味、うま味の5つの味が変化することです。

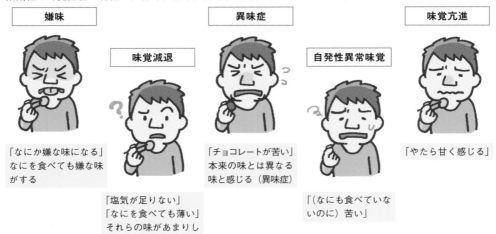

嫌味
「なにか嫌な味になる」なにを食べても嫌な味がする

味覚減退
「塩気が足りない」
「なにを食べても薄い」
それらの味があまりしない

異味症
「チョコレートが苦い」本来の味とは異なる味と感じる（異味症）

自発性異常味覚
「（なにも食べていないのに）苦い」

味覚亢進
「やたら甘く感じる」

○ 味覚障害と抗がん剤との関係

　薬剤によっても味覚の変化の様相が異なります。比較的症状が出やすい薬剤としては、微小管阻害薬（とくにタキサン系）や白金製剤、フルオロウラシルなどの代謝拮抗薬などが挙げられます。

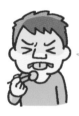

分子標的薬や免疫チェックポイント阻害薬にも味覚障害があるのは、意外と気づきにくいかもね。

▼ 味覚障害の出やすい抗がん剤

代謝拮抗薬	フルオロウラシル（発生頻度 0.1〜5%）、S-1（5%以上）	口腔内乾燥や味蕾細胞の障害
微小管阻害薬	ドセタキセル・パクリタキセル（5%以下）、アブラキサン（5〜20%）、ビンブラスチン（5%以上または頻度不明）、エリブリン（5〜30%）	神経障害による味覚障害
白金製剤	オキサリプラチン（5〜10%）、シスプラチン（頻度不明）	神経障害による味覚障害
分子標的薬	オラパリブ（10%以上）、ニラパリブ（5〜10%未満）、パゾパニブ（5〜30%）、スニチニブ（37.5%）、アキシチニブ（11.6%）、ソラフェニブ（1〜10%未満）、レゴラフェニブ（1〜10%未満）	
免疫チェックポイント阻害薬	ニボルマブ（1〜5%未満）、ペムブロリズマブ（1〜10%）、アテゾリズマブ（1〜5%未満）	

03 | 食欲不振のアセスメント[3] と評価

　患者さんから食欲不振についての話を聞いたときは、まず観察項目からアセスメントしてください。単に食べられる、食べられないという視点だけでなく、阻害している要因はなにか？　栄養状態や日常生活にどのように影響しているか？　など、さまざまな視点でアセスメントしてください。

▼ 食欲不振のアセスメント

- ●**食事摂取**：食事の摂取状況（量、カロリー摂取量、回数、食べやすい物、食べにくい物）、水分摂取量や排尿
- ●**味覚の評価**：どの味（甘味、酸味、苦味、塩味、うま味）が味覚を感じやすいのか、味覚がわからなくなっているのか（味覚減退）など
- ●**体重**：体重（治療前との体重の変化の推移）、BMI、体組成（体脂肪など）
- ●**採血検査**：血算、炎症反応（CRP）、アルブミン値（ALB）、総蛋白値（TP）、血清亜鉛（Zn）、血清マグネシウム（Mg）、内分泌異常（甲状腺機能障害、代謝異常など）、クレアチニンなど
- ●**口腔内の状況**：齲歯、口腔粘膜炎、舌苔の有無、経口摂取時に疼痛がないか、味の変化がないか
- ●**身体症状**：がん薬物療法による副作用やがんの症状が影響していないか（倦怠感、悪心・嘔吐、便秘、下痢などの副作用や、疼痛や呼吸困難などのがんそのものの症状）

　CTCAE で味覚障害を評価するときには、Grade2 までしかないことに注意が必要です。つまり、治療中止の基準となる Grade3 が存在しないということです。しかし臨床的には、「治療を止めたい」と訴えるほどつらいケースもみられます。治療継続ができるように、症状とうまく付き合っていく方法を検討することが望まれます。

▼ **食欲不振（Anorexia）と味覚障害（Dysgeusia）の CTCAE（ver.5.0）**

	Grade 1	Grade 2	Grade 3	Grade 4	Grade 5
食欲不振	摂食習慣の変化を伴わない食欲低下	顕著な体重減少や栄養失調を伴わない摂取量の変化；経口栄養剤による補充を要する	顕著な体重減少または栄養失調を伴う（**例** カロリーや水分の経口摂取が不十分）；静脈輸液 / 経管栄養 /TPN を要する	生命を脅かす；緊急処置を要する	死亡
味覚異常	食生活の変化を伴わない味覚変化	食生活の変化をともなう味覚変化（**例** 経口サプリメント）；不快な味；味の消失	—	—	—

有害事象共通用語規準 v5.0 日本語訳 JCOG 版から引用

04　食欲不振・味覚障害のマネジメントとケア

　明らかな食欲不振の原因が考えられる場合は、まずはそれを取り除くことができるか検討しましょう。食欲不振の症状マネジメントでは、根治的な改善を目指した介入のプランは限られています。薬物療法や栄養管理、食事の工夫、筋力の低下を予防する運動療法などを組み合わせることで、「重症化しないように」「QOL が低下しないように」といった患者ごとの個別性に合わせた目標を立て、それに沿ってケアをプランニングします。

食欲不振への薬物療法

○ **コルチコステロイド**

　がん薬物療法では、食欲不振ではなく、制吐目的で投与されることがあります。食欲不振の改善の目的で一時的に使用されることがありますが、易感染、高血糖、消化管潰瘍の副作用があるために長期的には使用されません。

○ **酢酸亜鉛**

　味覚障害における低亜鉛血症に使用されることがあります。

食欲不振への非薬物療法

○ 食事の工夫

本人が食べやすいように工夫します。食べやすい食品を選択することや、食事の温度を調整する、盛り付けなどの調理方法の工夫などを考えます。QOLを考慮して、家族や大切な人たちと過ごす大切な時間ととらえて、本人の希望に沿って環境を整えていきます。**食べたいとき、食べられる物を、食べられる量だけ、食べられる時間に摂取する**ことを、患者だけでなく家族も共有します。

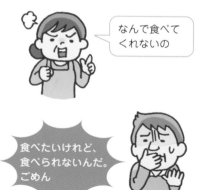

なんで食べてくれないの

食べたいけれど、食べられないんだ。ごめん

▼ 味覚障害のケアのポイント

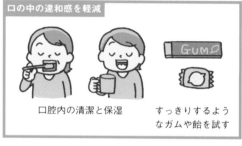

口の中の違和感を軽減

口腔内の清潔と保湿

すっきりするようなガムや飴を試す

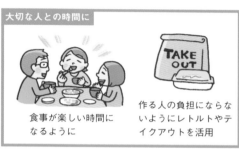

大切な人との時間に

食事が楽しい時間になるように

作る人の負担にならないようにレトルトやテイクアウトを活用

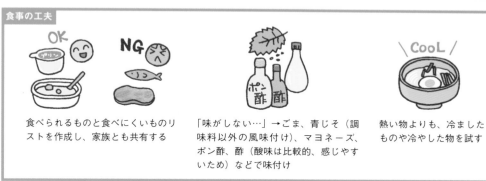

食事の工夫

食べられるものと食べにくいものリストを作成し、家族とも共有する

「味がしない…」→ごま、青じそ（調味料以外の風味付け）、マヨネーズ、ポン酢、酢（酸味は比較的、感じやすいため）などで味付け

熱い物よりも、冷ましたものや冷やした物を試す

○ 味付けの工夫

今、食べやすい味にアレンジすることを提案します。嫌な味がする食品は一時的に摂取を避けてもらいましょう。また食事に関しては、患者さん本人だけでなく、家族がかかわっていることがあります。家族には、がんになった患者さんに、食事でなんとかよくなってもらいたいという気持ちがあります。本人だけでなく、家族にも食事の工夫を説明することが重要です。

○ 管理栄養士や NST チームの介入（多職種連携）

　必要時に管理栄養士にも参加してもらい、栄養評価や継続的に自宅でもできる栄養指導をいっしょに考えていきましょう。

▎食欲不振・味覚障害の経過（イメージ）

Aさん　　卵巣がん　　TC療法（CBDCA ＋ PTX）／3週ごとの治療

治療開始後から味覚障害があり、Aさんは食べられないことに困って、看護師に相談。

栄養の評価や食事の指導は、できれば家族を巻き込み、事前から行います。

食事の工夫で、食べられる味を患者と家族とその期間に食べられる味を探していく

前週と味の感じ方が異なる可能性がある

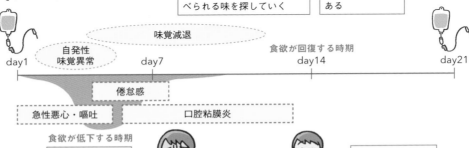

味覚減退

自発性
味覚異常

食欲が回復する時期

day1　　　　　　　　day7　　　　　　　　　　　day14　　　　　　　　　　　day21

倦怠感

急性悪心・嘔吐　　　　　　　　　　口腔粘膜炎

食欲が低下する時期

食べれるものを
食べられる時期に
食べられる量を
食べられる味を

余裕があれば作り置きをするなど、次のクールの食事の準備をする

はじめてのがん薬物療法のコトバ● 「がん悪液質（カヘキシア）」

　がんの食欲不振は、しばしば「がんの悪液質」と関連して取り上げられることがあります。がん悪液質は「従来の栄養サポートでは完全に回復することができない、進行性の機能障害に至る、骨格筋量の持続的な減少を特徴とする症候群[4]」といわれています。

食べても食べても痩せる……

　がんが進行して、食欲がなくなり、少しずつ痩せてきて、体重や筋肉が落ちてくる栄養不良の症候群のことをいいます。安静にしてもエネルギーが消費されることが飢餓とは異なる点です。

　2021年からアナモレリン（エドルミズ®）が承認され、非小細胞肺がん、胃がん、膵がん、大腸がんの悪液質と診断を受けた患者さんには処方されるようになりました。

●引用・参考文献
1）Roesser,KA. et al. "Symptom management". Clinical Guide to Antineoplastic Therapy. 4th ed. Gullatte,MM. et al. eds. ONS, 2020, 891-956.
2）Adams, LA. et al. Putting Evidence Into Practice : Evidence-Based Intervention to Prevent and Manage Anorexia. Clin J Oncol Nurs. 13 (1), 2009, 95-102.
3）狩野太郎. 化学療法に伴う味覚変化への援助. がん看護. 19 (2), 2014, 166-72.
4）Definition and Classification of Cancer cachexia: an international consensus. Lanacet Oncol. 12 (5), 2011, 489-95.
5）Roesser,KA. et al. "Taste and Smell Changes". Clinical Guide to Antineoplastic Therapy. 4th ed. Gullatte,MM. et al. eds. ONS, 2020, 915.
6）任智美. 味覚障害の基礎と臨床. 口腔・咽頭科. 30 (1), 2017, 31-5.
7）がんサポーティブ学会監. がん悪液質ハンドブック. 2019, 16p, http://jascc.jp/wp/wp-content/uploads/2019/03/cachexia_handbook-4.pdf.

━━━━━ 脱毛のよくある患者さんの声 ━━━━━

「髪の毛って
いつ抜けるのですか？」

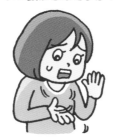

「一気に抜けるので
しょうか？」

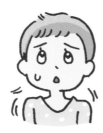

「ウィッグって
どこで買えますか？」

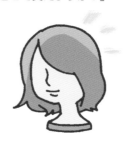

脱毛のハジケモポイント

ハジケモ
ポイント！

●脱毛はがん薬物療法の代表的な副作用の一つです。海外の研究ではがん薬物療法を受ける患者の約65%に多かれ少なかれ脱毛を経験するといわれています[1]。髪の毛が抜けるということだけではなく、外見が変わることで、患者の心理的な苦痛と脱毛に対する不安があります。

01 脱毛のメカニズムと特徴

毛周期とは[2]

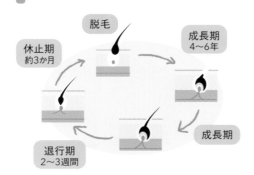

脱毛

成長期
4〜6年

休止期
約3か月

退行期
2〜3週間

成長期

毛髪は、成長期、退行期、脱毛期と毛周期が移行するなかで、毛髪が生えて、やがて脱毛します。

がん細胞同様、毛母細胞も細胞分裂が活発であり、抗がん剤が影響を及ぼします。そのため抗がん剤による脱毛は、毛髪全体の80〜90%にあたる成長期の毛髪が影響を受けて、成長期脱毛が生じます。

たとえば、髪の毛が10本あるとします。

◀ そのうちの80〜90%は成長期 ▶ ◀ ▶ そのうちの10〜20%は退行期、休止期

細胞障害性抗がん剤の
おもなターゲットになる

一部の細胞障害性抗がん剤や
免疫チェックポイント阻害薬のターゲットとなる

脱毛の影響

　髪の毛が抜ける、まゆ毛やまつ毛も抜けることの心理的な衝撃は、とても大きなものです。脱毛が理由で治療選択を迷う患者さんもいます。ボディイメージやセクシュアリティ、自尊心の低下につながる重大なものです。

　とくに女性にとって髪の毛を損なうことは、女性らしさといったジェンダー、病気への不安や死の恐怖と結びつくことがあります。家族、友人など周囲の人たちとの付き合い、会社、学校など社会との接点にも影響を及ぼす可能性もあるため、患者さんへの精神的な影響についてもアセスメントします。

▼ 脱毛に関連する要因

- ☐ 薬剤の種類
- ☐ 投与経路
- ☐ 投与スケジュール
- ☐ 薬剤量
- ☐ 患者の実際の脱毛の反応
- ☐ 毛髪の状態（治療前からの）
- ☐ 併用がん薬物療法薬の有無
- ☐ 頭部の放射線療法の有無
- ☐ 栄養状態やホルモン状態

▼ 細胞障害性抗がん剤の脱毛との関連

細胞障害性抗がん剤は、薬剤によってはほぼ100%で脱毛することもあるため、事前に情報収集しておきます。単独療法よりも併用療法のほうがリスクが高くなります。

高度リスク：ほぼ抜ける	中等度リスク：ときに脱毛する	低度リスク：ほぼ脱毛しない
治療が始まる前にできれば、脱毛時のケアや準備物品、ウィッグの選び方などの一連の脱毛ケアについて説明を行い、事前から備えたい。	脱毛の状況によって、必要な物品を購入してもらう。	
アムルビシン（カルセド®） イホスファミド（イホマイド®） イリノテカン（カンプト®） エトポシド（ラステット®） エピルビシン（ファルモルビシン®） エリブリン（ハラヴェン®） シクロホスファミド（エンドキサン®） ダウノルビシン（ダウノマイシン®） ドキソルビシン（アドリアシン®、ドキシル®） ドセタキセル（タキソテール®） パクリタキセル（タキソール®） パクリタキセル（アルブミン混濁型） （アブラキサン®）	ブスルファン 　（ブスルフェクス®、マブリン®） シタラビン（キロサイド®） ブレオマイシン（ブレオ®） メトトレキサート 　（メソトレキセート®） シスプラチン（ランダ®） ビノレルビン 　（ナベルビン®、ロゼウス®）	ゲムシタビン（ジェムザール®） オキサリプラチン 　（エルプラット®） フルオロウラシル（5-FU） カルボプラチン（パラプラチン®） カペシタビン（ゼローダ®） テガフール・ギメラシル・オテラシルカリウム 　（ティーエスワン®）

▼ 毛髪に影響する分子標的薬

分子標的薬の特徴として、分子標的薬のみの治療では、髪の毛が完全に抜けることはありませんが、細くなったり、カールしたりすることがあります。

アファチニブ（ジオトリフ®）	イマチニブ（グリベック®）
セツキシマブ（アービタックス®）	ソラフェニブ（ネクサバール®）
ダブラフェニブ（タフィンラー®）	ダサチニブ（スプリセル®）
トラメチニブ（メキニスト®）	パニツムマブ（ベクティビックス®）
ベバシズマブ（アバスチン®）	エルロチニブ（タルセバ®）

Cancer.Net 参照
https://www.cancer.net/coping-with-cancer/physical-emotional-and-social-effects-cancer/managing-physical-side-effects/hair-loss-or-alopecia

02 | 脱毛の発現時期

薬剤にもよりますが、多くは day14〜21 あたりから脱毛が始まります。

▼ **一般的な脱毛の経過（ 例 パクリタキセルの場合 ）**

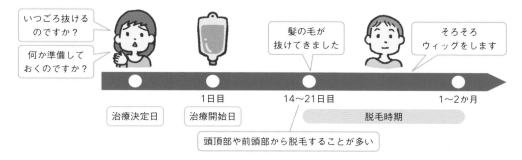

03 | 脱毛の評価

　CTCAE を使用しますが、実際には脱毛症状の程度の評価だけでなく、心理・社会的な影響も考慮します。

脱毛のアセスメント

☐ 脱毛の部位・程度

☐ 頭皮の状態（脱毛刺激による発赤、掻痒感、皮疹がないか）

☐ 患者の心理社会的な変化

　脱毛が生じることでの心理社会的な影響ははかり知れません。実際に脱毛したことで不安が強くなっていないか、学校や仕事、社会的な活動などの社会との接点についてバリアができていないかなどをアセスメントします。

脱毛の評価

▼ **脱毛（Alopecia）の CTCAE（Ver.5.0）**

	Grade1	Grade2	Grade3	Grade4
脱毛症	遠くからではわからないが近くで見るとわかる 50％未満の脱毛；脱毛を隠すために、かつらやヘアピースは必要ないが、通常と異なる髪型が必要となる	他人にも容易にわかる 50％以上の脱毛；患者が脱毛を完全に隠したいと望めば、かつらやヘアピースが必要；社会心理学的な影響を伴う	―	―

有害事象共通用語規準 v5.0 日本語訳 JCOG 版から引用

3 患者さんの困りごとに対応 質問にバッチリ答えたいあなたへ

CTCAE で脱毛は Grade2 までしかないんだ…
だから、治療が継続できる程度の症状というわけではなく、患者さんによっては治療を継続するか悩むほどの深刻な問題です。ウィッグなどの外見を考えるケアとともに、つらい気持ちを軽減することや、QOL が低下しないような配慮も必要です。

---

04 | 脱毛のケア

　残念ながら、現在のところ、脱毛を予防するような薬剤はありません。そのため脱毛期でも、いかにその人らしく過ごしてもらうかをいっしょに検討することが大切です。ウィッグの購入についてだけの情報を提供するのではなく、その患者さんの心理状況や社会的な関係性を考慮してケアを考えましょう。

▼ 脱毛開始時期からのケアを考える

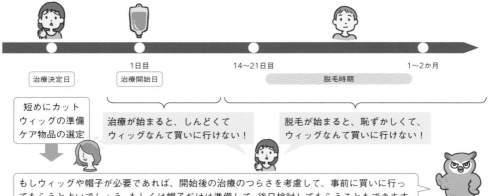

| 【治療決定日（治療開始前）】治療開始や脱毛が起こることを告知されているため、非常に強い衝撃を受けています。その気持ちを受け止めながら、治療開始後の QOL が低下しないように、ウィッグ、帽子、掃除用具、ヘアキャップなどの購入物品を確認します。 | 【治療中】脱毛期にはヘアケアの方法や頭皮の乾燥や掻痒感、発疹などが出現したときの対応などを相談します。また医療者にも言い出せないほどの精神的な苦痛を抱えているケースもあるために、プライバシーを確保しながら、こちらから困っていることはないか尋ねます。
治療後：期間限定の薬物療法の場合、治療後 2、3 カ月後から再発毛が生じます。再発毛時の髪の毛の処理方法などについても相談できることを伝えます。 |

●引用・参考文献
1) Olsen,MM. et al. Chemotherapy and Immunotherapy Guidelines and Recommendations for Practice. Cutaneous Toxicities and Alopecia. 2020. 519p.
2) 野澤桂子ほか. 臨床で活かすがん患者のアピアランスケア. 東京, 南山堂, 2017. 310p.
3) Williams, LA. et al. ONS Guidelines for Cancer Treatment-Related Skin Toxicity. Oncology Nursing Forum. 47 (5), 2020, 540.
4) 日本がんサポーティブケア学会編. がん薬物療法に伴う皮膚障害アトラス＆マネジメント. 東京, 金原出版, 2018. 157p.
5) Boland, V. The physical, psychological and social experiences of alopecia among women receiving chemotherapy: An integrative literature review. Eur J Oncol Nurs. 2020 Dec;49:101840. doi: 10.1016/j.ejon.2020.101840. Epub 2020 Sep 28.
6) 国立がん研究センター研究開発費がん患者の外見支援に関するガイドラインの構築に向けた研究班編. がん患者に対するアピアランスケアの手引き 2016 年版. 東京, 金原出版, 2016. 199p.

━━━ 悪心・嘔吐によくある患者さんの声 ━━━

「治療中は吐くのでしょうか」

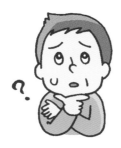

「吐き気があって
ごはんが食べられない」

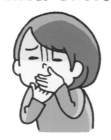

「次の治療のことを思うと、
気分が悪い」

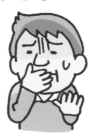

**ハジケモ
ポイント！**

悪心・嘔吐のハジケモポイント

● 悪心は治療前のアセスメントと予防が重要！
● 悪心があるときは、無理に食べなくてもよいことを家族にも伝える
● 制吐薬の確実な内服、頓服時の対処など、患者さんのセルフケアをサポート

01 | 悪心・嘔吐のメカニズムと特徴

がん薬物療法の悪心・嘔吐は患者さんの80%に発生し[1]、身体的な苦痛を伴うだけでなくQOLに大きな影響を及ぼします。悪心・嘔吐は患者さんにとってはつらい症状で、治療継続に大きくかかわります。

はじめてのがん薬物療法のコトバ●「悪心と嘔吐」[2]
● 悪心：嘔吐しそうな不快感
● 嘔吐：胃内容物を強制に排出させる運動
近年では、化学療法誘発性悪心・嘔吐（Chemotherapy Induced Nausea and Vomiting）を略して、CINVとよぶことも多いです。

嘔吐のメカニズムと特徴

嘔吐は、消化管にある5-HT$_3$受容体と第4脳室底にある化学受容器引金帯（chemoreceptor trigger zone：CTZ）にあるNK$_1$受容体、ドパミンD$_2$受容体が、抗がん剤によって刺激され神経伝達物質が延髄の嘔吐中枢に伝達することで悪心が起こります。がん薬物療法における悪心・嘔吐のメカニズムとしては、おもに4つの経路があります。

▼ **悪心・嘔吐のメカニズム**

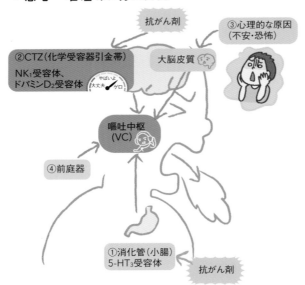

- ❶消化管にある 5-HT₃ 受容体が刺激される
- ❷CTZ に存在する NK₁ 受容体やドパミン D₂ 受容体が刺激される
- ❸不安などの精神的な要因によって大脳皮質が刺激され、嘔吐中枢に作用する
- ❹身体の回転運動などで前庭器が刺激され、嘔吐中枢が作用する

がん患者の場合、4つの経路以外にも、次のような原因が考えられます。
- ●脳転移による頭蓋内圧亢進、高血糖、オピオイドの使用、消化管のイレウス、高カルシウム血症・低ナトリウム血症などの電解質異常、腹水など
- ●がん薬物療法の副作用である便秘、倦怠感、味覚障害など
- ●臭い、音などの環境要因

悪心・嘔吐は予防が大事 [2、3]

治療前にリスクをアセスメントし、多職種間で情報共有して、予防的な介入を検討します。使用するレジメンに加えて、個人要因を合わせてリスクを評価し、実際の対策につなげていきます。

悪心・嘔吐のマネジメントの最大の目標は、悪心・嘔吐を予防することです。マネジメントとして、比較的に薬物による対処が有効なので、患者の苦痛を最小限にするためには抗がん剤投与前から介入していくことが重要です。

▼ **悪心・嘔吐のアセスメントの 3 つのポイント**

●発現時期	●使用する抗がん剤	●個人要因

02 悪心・嘔吐の発現時期

　発生の時期によって、①急性悪心・嘔吐、②遅発性悪心・嘔吐、③突出性悪心・嘔吐、④予期性悪心・嘔吐に分類されます。時期によって機序が違うので、時期にあわせた対策をします。

▼ がん薬物療法の悪心・嘔吐の時期による分類 [2, 5] から作成

	予期性悪心・嘔吐	急性悪心・嘔吐	遅発性悪心・嘔吐	突出性悪心・嘔吐
発生機序	がん薬物療法前に起こる。臭い、景色、音などの条件刺激によって反射的に起こる	がん薬物療法投与後の24時間以内に症状を発症する	がん薬物療法投与後24時間経過後に生じ、数日継続する	制吐薬の予防投与を行っても悪心・嘔吐が持続する場合をいう
対策	抗不安薬、精神的ケア、環境整備	NK₁受容体拮抗薬、5-HT₃受容体拮抗薬	ステロイド、NK₁受容体拮抗薬、ドパミン拮抗薬（ナウゼリン®、プリンペラン®など）	ほかの機序の制吐薬の検討、非薬物療法での介入を検討

突出性悪心・嘔吐

予期性悪心・嘔吐　　急性　　遅発性　　　　　　　　　予期性悪心・嘔吐

治療当日（day1）　day2　　　　　　　　　　　　　次の治療日

03 悪心・嘔吐のアセスメントと評価

　使用する抗がん剤によって、高頻度から最小頻度と催吐リスクが分類されます。分類に応じた対応を行うことで、症状を軽減できるように患者さんにかかわっていきます。

▼ おもながん薬物療法薬（注射薬）の催吐性リスク分類 [2〜5]

項目	分類	薬剤名
高頻度（90%以上）	急性・遅発性の両者とも90%以上	シクロフォスファミド、カルボプラチン、シスプラチン、ダカルバジン、ドキソルビシン、エピルビシン
中頻度（30〜90%）	急性が30〜90%で遅発性も問題となりうる	ベンダムスチン、ブスルファン、アザシチジン、シタラビン、ダウノルビシン、イリノテカン、メルファラン、オキサリプラチン、テモゾロミド、ネダプラチン
低頻度（10〜30%）	急性が10〜30%で遅発性は問題とならない	トラスツズマブ　エムタンシン、カバジタキセル、カルフィルゾミブ、ドセタキセル、エリブリン、エトポシド、フルオロウラシル、ゲムシタビン、パクリタキセル、パクリタキセル（アルブミン懸濁型）、ペメトレキセド、イリノテカン（リポソーム型）、ノギテカン、ダラツムマブ、アテゾリズマブ
最小頻度（<10%）	急性が10%以下のため、遅発性は問題とならない	アベルマブ、アフリベルセプトベータ、イピリムマブ、セツキシマブ、ダラツムマブ、テムシロリムス、トラスツズマブ、エロツズマブ、デュルバルマブ、ニボルマブ、パニツムマブ、ペンブロリズマブ、ペルツズマブ、ラムシルマブ、リツキシマブ、ボルテゾミブ、ビノレルビン、ビンクリスチン、ビンブラスチン、オビヌツズマブ

悪心・嘔吐の評価

　抗がん剤の副作用以外にも悪心・嘔吐の原因がないかを検討します。

　悪心・嘔吐の症状の有無だけを評価するのではなく、症状が日常生活にどのように影響しているのか、食欲不振や栄養障害にもつながっていないかを評価していきます。

▼ **がん薬物療法以外で考えられる悪心・嘔吐の原因**

消化管イレウス、便秘、脳転移、疼痛、電解質異常（高ナトリウム血症、低ナトリウム血症）、高血糖、クレアチニン増加、精神的な要因など

▼ **悪心・嘔吐の CTCAE（ver. 5.0）**

	Grade 1	Grade 2	Grade 3	Grade 4	Grade 5
悪心	摂食習慣に影響のない食欲低下	顕著な体重減少、脱水または栄養失調を伴わない経口摂取量の減少	カロリーや水分の経口摂取が不十分；経管栄養/TPN/入院を要する	―	―
嘔吐	治療を要さない	外来での静脈内輸液を要する；内科的治療を要する	経管栄養/TPN/入院を要する	生命を脅かす	死亡

治療できます！ 　　　　　　治療延期・中止を検討

有害事象共通用語規準 v5.0 日本語訳 JCOG 版から引用

個人要因 [1〜3)]

　悪心・嘔吐に関するリスクの個人要因としては、年齢、性別、乗り物酔い、つわりの既往、前治療レジメンでの悪心・嘔吐、飲酒習慣などがあります。これらのリスク要因については、看護師も聴取して多職種で情報を共有して、悪心・嘔吐対策につなげることが大切です。

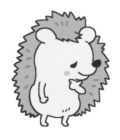

04 | 悪心・嘔吐への治療やケア

悪心・嘔吐への薬物療法

　薬物療法の目的は「悪心・嘔吐を予防すること」です。制吐薬は、神経伝達物質が嘔吐中枢へ伝達する経路を遮断します。分類、薬剤、そして支持療法に使用される薬剤の特徴や副作用を関連させて覚えていくことで、より患者に効果的な指導やマネジメントができます。

▼ がん薬物療法でよく使う制吐薬の分類

分類	薬剤名
5-HT₃ 受容体拮抗薬	【第一世代】グラニセトロン（カイトリル®）、ラモセトロン（ナゼア®） 【第二世代】パロノセトロン（アロキシ®）
NK₁ 受容体拮抗薬	アプレピタント（イメンド®）、ホスアプレピタント（プロイメンド®）、ホスネツピタント（アロカリス®）
副腎皮質ステロイド（デキサメタゾン）	デキサメタゾン（デキサート®、デカドロン®）
非定型抗精神病薬（MARTA系）	オランザピン（ジプレキサ®）
ドパミン D₂ 受容体拮抗薬	ドンペリドン（ナウゼリン®）、メトクロプラミド（プリンペラン®）

▼ 抗がん剤の催吐性リスクに合わせた制吐薬の選択

項目	対策	処方例
高度 催吐性リスク	NK₁ 受容体拮抗薬 ＋ 5-HT₃ 受容体拮抗薬（グラニセトロン） ＋デキサメタゾン ＋オランザピン	アプレピタント　125　80　80 5-HT₃　グラニセ or アロキシ デキサメタゾン　9.9　8　8　8　8 　　　　　　　　1　2　3　4　5日
中等度 催吐性リスク	5-HT₃ 受容体拮抗薬（グラニセトロン） ＋デキサメタゾン ± NK₁ 受容体拮抗薬	アプレピタント　125　80　80 5-HT₃　グラニセ or アロキシ デキサメタゾン　4.95　4　4　4 　　　　　　　　1　2　3　4　5日
軽度 催吐性リスク	デキサメタゾン	デキサメタゾン　6.6 　　　　　　　　1　2　3　4　5日
最小限 催吐性リスク	制吐療法は推奨されない	通常、推奨なし

● 5-TH₃ 受容体拮抗薬

　5-TH₃ 受容体拮抗薬には、グラニセトロン、ラモセトロン（第一世代）、パロノセトロン（第二世代）があります。

　グラニセトロンは急性の悪心・嘔吐には有効ですが、遅発性の悪心・嘔吐にはパロノセトロンのほうが優れています。パロノセトロンは、血中濃度の半減期（40時間）が長く、24時間以降に発現する遅発性悪心・嘔吐にも有効が期待できます。

おもな副作用として便秘が挙げられます。また、パロノセトロンはグラニセトロン静注に比べると値段が高いため、制吐薬変更時には患者さんにも説明が必要です。

● NK₁受容体拮抗薬

NK₁受容体拮抗薬にはアプレピタント、ホスアプレピタント、ホスネツピタントがあります。

アプレピタントは、day1は125mg、day2、3は80mgを内服します。80mgと125mgで包装の色が異なるため、服薬日に応じた適切な内服方法を提案します。アプレピタントには先発薬と後発薬があり、先発薬は4,919円、後発薬でも1,600円と高いのが特徴です。

アプレピタントは空腹時に内服しても問題ありませんが、まったく内服できない場合は点滴薬のホスアプレピタント、ホスネツピタントを考慮します。点滴薬はday1のみの投与で効果を発揮し、3日間内服するアプレピタントに比べて利便性が高いです。一方で、血管痛や静脈炎を起こす可能性があることや、ほかの注射薬との配合変化が起こす可能性があるため投与に注意が必要です。

アプレピタントは正しく開封しなければ、開封時に薬剤が飛んでいくこともあるため、正しい開封方法を指導します。

● 副腎皮質ステロイド

急性および遅発性の悪心・嘔吐には、副腎皮質ステロイド（デキサメタゾン）が使用されます。急性悪心・嘔吐に対してはデキサメタゾンを静注、遅発性悪心・嘔吐に対しては経口投与します。感染リスクや、感染の増悪、不眠、心窩部不快感、吃逆、高血糖などの副作用に注意します。

通常は朝に内服指示されます。間違って夕方に飲むと、副作用で不眠になるという訴えがあるので、処方指示どおりの内服が大切です。

デキサメタゾンは服用後に一過性に血糖値が上昇するため、糖尿病患者さんでは血糖値のコントロールも合わせて医師と相談します。ケースによっては、インスリンなどの血糖降下薬の調整が必要になってきます。

● 非定型抗精神病薬

オランザピンには、急性および遅発性の悪心・嘔吐に対する予防効果があります。もともとは多受容体作用抗精神病薬（MARTA）として使用されていましたが、2017年に適応が追加されました。

毎日5～10mgを夜に内服し、糖尿病患者には禁忌です。投与初期にめまいや眠気が生じることがあるため、車の運転は注意が必要です。

シスプラチンやカルボプラスチンを含んだ多剤併用レジメンへの悪心対策

シスプラチン（CDDP）やカルボプラスチン（CBDCA）は催吐性リスクが高頻度ですが、ほかの抗がん剤との組み合わせたときの、制吐薬投与のタイミングに注意が必要です。多剤併用レジメンの場合は、最も制吐性リスクが高い抗がん剤に対して考慮されます。

▼ 制吐薬投与のタイミング

VP-16 や nab-PTX に比べて CBDCA のほうが催吐性リスクが高いので、CBDCA の投与スケジュールにあわせて制吐薬を投与します。

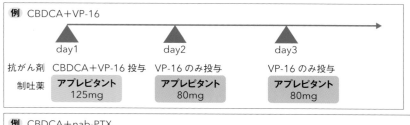

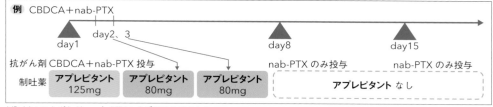

VP-16：エトポシド、nab-PTX：ナブパクリタキセル

悪心・嘔吐への非薬物療法

悪心・嘔吐への薬物による支持療法に加えて、悪心・嘔吐がある患者さんに少しでも快適に過ごしてもらうことを目的に、患者さんや家族と話し合って、患者さんに最適なケアを取り入れることを検討していきます。

● 患者さんにも悪心・嘔吐の機序や好発時期を理解してもらいます。症状のつらい時期についてのおおよその波を、患者さん自身に認識してもらいます。多くの症状は数日で治まることを、伝えます。

● 悪心・嘔吐の初期症状や随伴症状について患者さん自身が症状の変化を観察できることや、治療日誌に記載するなどセルフモニタリングできるように支援します。

● 症状を我慢しないこと、症状がつらいときには家族や周囲の人たちに協力を得るように伝えます。

● 自宅でのアプレピタントやデキサメタゾンなどの制吐薬を適切な時間に確実に内服できるように指導します。突出的な悪心・嘔吐が出現したときの頓服薬や対処について話し合います。

● 患者さん自身にも、ゆったりとした服装にしてもらうなど、少しでもリラックスして治療を受けられるようにサポートします。

●臭いがしないか、換気などが十分かなど、治療する部屋の環境にも配慮します。

●顔を洗う、口をゆすぐ、額に冷たい布を貼るなど、少しでも快適に過ごせるケアを、患者さんとともに考えます。

●音楽を聴く、マッサージを受けるなどリラックスすることも考慮します。

●悪心が治まっているときに、食べられそうな食事内容を、食べたいタイミングで食べてもらいます。

●食事の回数を増やして1回の食事量を少なくすることや、食べやすいように常温や冷たくするなど、食事の温度に配慮します。

●悪心のあるときには、臭いが強い食品を避けるなど、状況に応じた食事指導をします。

●食べられないときにはタンパク質やカロリーを考慮して、栄養補助食品の使用について相談します。

●引用・参考文献
1) Nausea and Vomiting Related to Cancer Treatment(PDQ®)-Health Professional Version. National Cancer Institute. https://www.cancer.gov/about-cancer/treatment/side-effects/nausea/nausea-hppdq. Updated: July 23, 2020.
2) 日本癌治療学会編. 制吐薬適正使用ガイドライン2015年10月. 第2版. 2015. 東京. 金原出版. 112p.
3) Antiemesis. NCCN Guidelines Version 1. 2021. https://www.nccn.org/professionals/physician_gls/pdf/antiemesis.pdf.
4) Olsen,MM. et. al. ed. "Gastrointestinal and Mucosal Toxicities". Chemotherapy and Immunotherapy Guidelines and Recommendations for Practice. 2020. OSN. 293-306.
5) Gullatte,M. et al. ed. "Symptom Management". Clinical Guide to Antineoplastic Therapy. 4th ed. Anorexia and Cachexia. 2020. 898-908.

あるある質問箱

Q5 がん薬物治療に携わる看護師は、なにから勉強したらよいのでしょうか?

A5 最初は、日々の業務ですぐに実践している内容、たとえば、確実な投与管理について学習することをお勧めします。受け持った患者さんに使用された薬剤やレジメンについて調べていくと、学習しやすいでしょう。

=== **末梢神経障害によくある患者さんの声** ===

「しびれるって、どんな
感じでしびれますか？」

「冷たい物は
飲みたいんですけど…？」

「手のしびれは残りますか？
治りますか？」

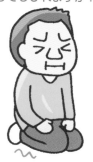
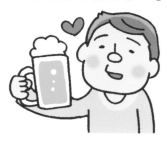
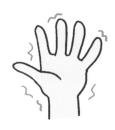

**ハジケモ
ポイント！**

末梢神経障害のハジケモポイント

● 末梢神経障害の症状はしびれるだけではない

● 末梢神経障害が生活にどの程度、支障があるかを確認する

● 末梢神経障害とうまく付き合う方法を、患者さんとともに考える

01 ｜ 末梢神経障害のメカニズムと特徴

末梢神経障害のメカニズムと種類

　末梢神経障害は、がん薬物療法によって末梢神経が損傷を受けることで生じます[1]。しびれが代表的な症状ですが、大きく「感覚神経障害」「運動神経障害」「自律神経障害」の3つに分けられます。また傷害される場所によって神経細胞体障害、軸索障害に分類されます。

▼ 末梢神経障害の症状の種類

	感覚神経障害	運動神経障害	自律神経障害
特徴	しびれ、疼痛などから起こることが多く、触覚、温度覚、振動覚などの感覚異常がおもな症状。手袋や靴下を履いている部分の神経障害（glove and stocking型）が生じる。末梢ほど、症状が顕著。	感覚障害に加えて、筋萎縮と筋力低下を生じる。手や足の遠位に行くほど、著明な四肢の腱反射や低下がみられる。進行すると麻痺が起こる。	自律神経には、内臓の動きや血圧、血管を調整する役割がある。そのため、自律神経が傷害されると、排尿障害、発汗異常、起立性低血圧、便秘、麻痺性イレウスなどが生じる。
患者さんの訴えの例	「感覚がない」 「スマホのスワイプがむずかしい」 「ビリビリと痛い」 「砂の上を歩いている感じ」	「お箸が持ちにくい」 「字がうまく書けない」 「歩きづらい」	「手足の皮膚が冷たい」 「汗が出にくい」 「便秘がちになった」

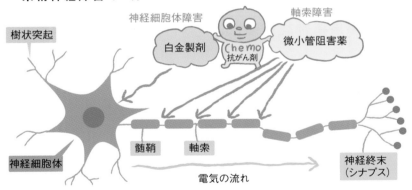

▼ 末梢神経障害のメカニズム

発生部位	特徴	代表的な薬剤
神経細胞体障害	●神経細胞体が直接影響を受けることで障害が生じる ●おもに脊髄後根神経節の細胞死によって発生し、二次的に軸索や髄鞘が障害される ●顔や身体の軸索の短い神経も障害を受けやすい	オキサリプラチン、シスプラチン、カルボプラチンなどの白金製剤
軸索障害	●軸索にある「微小管」が障害を受けることで、障害が生じる ●太く長い軸索から障害が発生する。神経細胞体は比較的保たれている ●手袋－靴下型の感覚障害や遠位有意の筋萎縮を呈する	パクリタキセル、ビンクリスチン、ボルテゾミブなど

　がん薬物療法によって誘発された末梢神経障害のことを「化学療法誘発性末梢神経障害」（CIPN：chemotherapy induced peripheral neuropathy）とよびます。CIPN は、がん薬物療法中に起こるだけでなく、治療後も続く可能性があります。

02　末梢神経障害の特徴

　薬剤によって末梢神経障害発生のメカニズムが違います。薬剤による症状の違いや、発症するタイミング、出現部位を理解することで、患者さんへのケアや指導を適切なタイミングで行うことができます。

薬剤ごとの特徴

○ 白金製剤

　オキサリプラチンやシスプラチンに代表される白金製剤による末梢神経障害は、がん薬物療法の繰り返しで薬剤が体内に蓄積し、軸索や髄鞘が二次的に障害を受けることで発症します。また神経細胞体が障害されるので、顔面や聴覚などの比較的軸索の短い神経も障害を受け、耳鳴り、難聴などの症状が出現することがあります。

▼ 末梢神経障害を生じやすいおもな薬剤

分類		薬剤名
白金製剤		シスプラチン（ランダ®）、オキサリプラチン（エルプラット®）、カルボプラチン（パラプラチン®）、ネダプラチン（アクプラ®）
微小管阻害薬	タキサン系	パクリタキセル（タキソール®）、パクリタキセル（アルブミン懸濁型）（アブラキサン®）、ドセタキセル（タキソテール®）、カバジタキセル（ジェブタナ®）
	ビンカアルカロイド系	ビンクリスチン（オンコビン®）、ビノレルビン（ナベルビン®）、ビンブラスチン（エクザール®）、ビンデシン（フィルデシン®）
代謝拮抗薬		メトトレキサート（メソトレキセート®）
分子標的薬		ボルテゾミブ（ベルケイド®）
サリドマイド関連薬		レナリドマイド（レブラミド®）、サリドマイド（サレド®）
そのほか		ポラツズマブ ベドチン（ポライビー®）

● オキサリプラチン

オキサリプラチンでは急性症状と慢性症状があります。

急性症状は、冷たい物に触れることで生じるしびれ（知覚過敏）として自覚され、治療中～治療後 2 週間ごろまで生じます。また冷たい物を飲んだときに、咽頭部の違和感や締められる感覚も生じます。

慢性症状は、薬剤が体内に蓄積すると徐々に症状が増悪し、24 時間つねに症状が持続することや、日常生活に支障が生じることがあります。いったん慢性症状が発症すると、症状の改善がむずかしいケースもみられます。

● シスプラチン

運動障害の割合は少ないのですが、蓄積されることで、まれに聴神経障害（耳鳴りや難聴など）が生じます。しびれだけでなく、聴力の問診も検討してください。

○ 微小管阻害薬（タキサン系）

● パクリタキセル

タキサン系のなかでも、パクリタキセルは手袋と靴下を履いている領域に、しびれなどの感覚障害や運動障害を生じます。総投与量が多くなるほど出現する可能性が高くなります。運動障害が増強することで、歩行障害などが生じる場合もあります。近年では、パクリタキセルによる筋肉痛、関節痛も末梢神経障害の一つとして考えられています。

● ドセタキセル

パクリタキセルに比べ、症状は軽く、頻度は少ないとされています。

○ 分子標的薬（ボルテゾミブ）

神経障害が生じた場合には、「足がむずむずする」「ピリピリする」「じーんとする」などの感覚障害を生じることがあります。ボルテゾミブによる末梢神経障害は、総投与量が

増加することで、症状が出現します。

末梢神経障害のリスク因子

　右表に基づいてリスク因子を評価しても、実際に完全に予防するのは、残念ながら非常にむずかしいです。リスクのある患者さんの症状の経過や、日常生活への影響は、あらかじめ注意深く観察しておきます。

　たとえば糖尿病患者さんで、がん薬物療法を行う前から、すでに「手足がしびれる」と訴えている場合もあるでしょう。治療開始前と比べ、症状がどのように変化したかを観察することが大切です。

▼ **末梢神経障害のリスク因子**

- 以前に化学療法、放射線療法、手術の経験がある
- 高用量や長期に渡って治療を行う
- 神経障害を引き起こす可能性のある薬を1種類以上服用すること
- アルコール依存症の既往歴がある
- 糖尿病患者であること
- HIV やエイズの既往がある
- 重度の栄養障害がある
- 多発性骨髄腫、リンパ腫、肺がん、乳がんの既往
- これまでの怪我や病気で神経自体に障害がある場合

Loprinzi, CL. et al. Prevention and Management of Chemotherapy-Induced Peripheral Neuropathy in Survivors of Adult Cancers: ASCO Guideline Update. JC Oncol. 38 (28), 2020, 3325-48.

03 | 末梢神経障害の評価

　末梢神経障害に対するさまざまな評価スケールがありますが、臨床では、ほかの症状同様に CTCAE が使用されることが多いです。ただし、しびれは主観的な症状です。客観的な評価である CTCAE だけでは、患者さんが感じている症状を反映できていない可能性もあり、患者さんにとってつらさの評価がむずかしい側面があります。

▼ **末梢神経障害の CTCAE（ver. 5.0）**

	Grade1	Grade2	Grade3	Grade4	Grade5
末梢性運動ニューロパチー	症状がない；臨床所見または検査所見のみ	中等度の症状；身の回り以外の日常生活動作の制限	高度の症状；身の回りの日常生活動作の制限	生命を脅かす；緊急処置を要する	死亡
末梢性感覚ニューロパチー	症状がない	中等度の症状；身の回り以外の日常生活動作の制限	高度の症状；身の回りの日常生活動作の制限	生命を脅かす；緊急処置を要する	—

有害事象共通用語規準 v5.0 日本語訳 JCOG 版から引用

　末梢神経障害の CTCAE の特徴は、症状があれば Grade2 となることです。あとは身の回りの日常生活に制限があるかどうかで、Grade2、Grade3 に分かれます。この区別は医

療者が行うため、評価者によって評価が分かれるところです。

　臨床で重要なことは、末梢神経障害が生活にどのような影響を及ぼしているかを継続的に評価し、医療者間でディスカッションすることです。

04 | 末梢神経障害への治療やケア

対処のための薬剤

　末梢神経障害に対して治癒が期待できる特効薬はありません。症状を緩和することを目的に、デュロキセチン（サインバルタ®）などの薬物による支持療法が行われます。デュロキセチンのようなエビデンスのある薬剤は限られているのが現状です。そのため、末梢神経障害が日常生活に大きく支障をきたす場合は、治療の延期や中止、薬剤の減量などが検討されます。

○ ストップアンドゴー

　オキサリプラチンなど、原因となる薬剤を一時的に休薬し、症状が改善したら再開する方法のことです。大腸がんの場合、オキサリプラチンは治療の鍵となる薬剤です。そのため末梢神経障害によって使用できなくなることは、どうしても避けたいことです。そのため一時的に休薬し、末梢神経障害の回復を待って再チャレンジすることがあります。

症状との付き合い方を考える

○ 二次的なインシデント回避の工夫

　末梢神経障害のマネジメントは、患者のQOLが低下しないか、これまでの生活の質を維持できるようにすることが目的です。しびれによって転倒したり、手に持っていたものを落とすなど、二次的にインシデントが生じる可能性があります。二次的なインシデントでさらに生活の質が低下しないように、生活で取り入れられる工夫を患者さんといっしょに考えることが必要です。

○ 患者さん自身への支援

　そのほかに大切なことは、患者さん自身が、症状の程度とその変化に気づくなどの、モニタリングできる力、治療日記に書く力、医療者に報告できる力を身につけるよう支援していくことです。

3 患者さんの困りごとに対応 質問にバッチリ答えたいあなたへ

▼ 末梢神経障害の観察ポイントと生活への支援例

インシデントの回避	冷感刺激を避ける	生活の質を維持するための工夫

インシデントの回避

歩きにくいか？
つまづいていないか？

家の中の段差に注意。床の障害物を除去。手すりを持って歩行。スリッパ、サンダルは避ける。

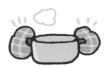

やけどに注意できている？
温度は認識できているか？

熱い物を持つときには、鍋つかみを必ず使用。お風呂の温度は先に家族に調べてもらう

冷感刺激を避ける

どの程度のものに対して、冷感刺激を感じるのか？
例 冷凍食品？冷蔵庫のドア？ドアのノブ？

冷感刺激の接触を避ける、よく触れるものには、あらかじめ手袋やタオルなどで直接触れない工夫をする。

飲み物は、どれぐらいの温度であれば飲めるか

冷たい温度の飲み物は治療直後に飲まない。常温に戻してから飲む

生活の質を維持するための工夫

お箸が持ちにくいか？
落とさずに持てるか？

お箸の代わりにフォークやスプーンの代用。介護用箸の使用を試す

字が書きづらいか？

自助具を使用する

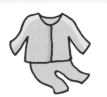

ボタンは閉めにくくないか？
細かな作業ができにくいか？

ボタンのないものやマジックテープ式の洋服を検討する

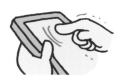

スマホのスワイプなどの操作がむずかしいか？触れているのに空振りしていないか？

少し強めに指の圧を強くする

● 引用・参考文献
1) Loprinzi, CL. et al. Prevention and Management of Chemotherapy-Induced Peripheral Neuropathy in Survivors of Adult Cancers: ASCO Guideline Update. JC Oncol. 38 (28), 2020, 3325-48.
2) 厚生労働省. 重篤副作用疾患別対応マニュアル：末梢神経障害. 2009. http://www.pmda.go.jp/files/000143545.pdf（2021.8.31 閲覧）.
3) 日本がんサポーティブケア学会編. がん薬物療法に伴う末梢神経障害マネジメントの手引き. 2017年版. 東京, 金原出版, 2017, 80p.
4) Olsen, MM. et al. "Chemotherapy and Immunotherapy Guidelines and Recommendations for Practice". Neurologic Toxicities. ONS, 2019, 553-79.
5) Gullatte, MM. ed. "Peripheral Neuropathy". Clinical Guide to Antineoplastic Therapy. 4th ed. ONS, 2020, 930-3.
6) 静岡県立がんセンター. "学びの広場シリーズ：からだ編：抗がん剤治療と末梢神経障害". https://www.scchr.jp/book/manabi-body10.html2013.

あるある質問箱

Q6 商品名、一般名、略語はどれを覚えたらいいの？

A6 どれもカタカナの単語で混乱しますよね……。たいへん残念ですが、全部セットで覚えることをお薦めしています。商品名だけを覚えても、いずれはジェネリック（後発医薬品）になる可能性があります。覚えるコツは、自分が取り扱うことの多い薬からインプットすることです。そして覚えるだけでなく、誰かに伝えるなどアウトプットする機会を設けることで、覚えやすくなるでしょう。

━━━━━ **骨髄抑制のおもな症状** ━━━━━

好中球減少症
好中球数の減少

貧血
ヘモグロビンの減少

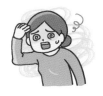

血小板減少症
血小板数の減少

ハジケモ
ポイント！

骨髄抑制のハジケモポイント

- 発現時期を予測し、患者さんといっしょに評価する
- 感染予防行動のセルフケアを支援する
- 患者と症状を早期発見することで、重症化のリスクを避ける

01 骨髄抑制の特徴

　骨髄抑制を簡単に説明すると、「骨髄の動きが低下して、赤血球、白血球の数が少なくなる状態」のことです。ほとんどのがん薬物療法は、骨髄抑制を起こします。好中球減少症は重症化すると生命を脅かす感染を起こす可能性があります。その結果、投与量の減少や投与の遅延、入院期間の長期化など、患者さんにとってはよくない状況になっていく可能性があります。

▼ 患者さんに「骨髄抑制ってなに?」と聞かれたら?

人間の身体には、血液を作るための「骨髄」とよばれる工場があります。おもに胸骨、肋骨、腸骨などで作られています。

がんのお薬（細胞障害性抗がん剤）の影響で、その工場が一定期間、縮小します。だから、がんのお薬を服用してしばらくすると、赤血球、白血球、血小板といわれる血液が少なくなります。

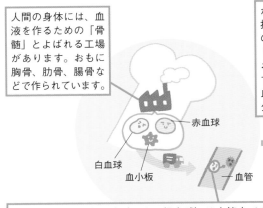

赤血球
白血球
血小板
血管

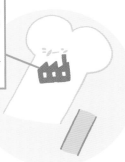

そのなかでも、白血球（とくに好中球）は血管内での寿命が短いため、つねに工場で作り続けなければなりません。少しでも工場がお休みすると末梢血管への白血球の供給が減少し、白血球の一種である好中球が減少します。

02 好中球減少症

好中球減少症の特徴

　好中球の CTCAE が身体症状の場合とは異なるのは、きっちりと数字で判断できることです。抗がん剤投与の当日に採血を行った場合は、看護師も「白血球や好中球が回復しているのか？」「Grade がどのぐらいか？」を認識することが、より安全で確実な治療につながります。

　白血球は、おもに好中球、リンパ球、単球、好酸球、好塩基球に分類されます。好中球減少症は、白血球の好中球数が減少することを意味します。好中球は、外界からの細菌感染の感染防御に大きく関与しているため、好中球が減少すると感染リスクが高まります。

　好中球は末梢血での寿命が 6〜8 時間と非常に短いこともあり、骨髄でつねに産生し続けなければならないため、抗がん剤を投与すると、幼弱な骨髄の細胞に成長に影響を及ぼし、好中球減少につながります。重度の好中球減少は、治療の遅延や減量につながり、結果的に治療効果にも影響を及ぼす可能性があります。

◯ 発熱性好中球減少症（FN）とは

　発熱性好中球減少症（FN）とは、抗がん剤投与後、好中球が減少している時期に 37.5℃ 以上の発熱を伴っている状態のことです。「好中球数が 500/μL 未満、あるいは 1,000/μL 未満で 500/μL 未満に減少すると予測される状態で、腋窩温 37.5℃ 以上の発熱を生じた場合」[1] と定義されています。重症化すると敗血症などに至り、死亡例もあります。早期発見し、ただちに治療介入することを念頭にかかわります。

▼ G-CSF（顆粒球コロニー形成刺激因子製剤）とは

G-CSF は顆粒球の分化・増殖の促進、好中球の機能を高める作用があります。
副作用には、関節痛、筋肉痛、骨痛、発熱、肝機能障害などがあります。

分類	G-CSF		持続性 G-CSF 製剤
一般名	フィルグラスチム	レノグラスチム	ペグフィルグラスチム
商品名	グラン®	ノイトロジン®	ジーラスタ®
投与方法	●通常、がん薬物療法当日には投与しない ●投与翌日以降に骨髄中の芽球が十分減少し、末梢血液内に芽球が認められない時点から投与がされる ●好中球が 5,000/mm³ に達した場合は投与を中止される		●化学療法の投与開始 14 日前から投与終了後 24 時間以内の投与はしない

好中球減少症のアセスメント

　好中球のCTCAEが身体症状の場合とは異なるのは、きっちりと数字で判断できることです。抗がん剤投与の当日に採血を行った場合は、看護師も「白血球や好中球が回復しているのか？」「Gradeがどのぐらいか？」を認識することが、より安全で確実な治療につながります。

▼ 白血球・好中球のCTCAE（Ver.5.0）

	Grade 1	Grade 2	Grade 3	Grade 4	Grade 5
白血球	<3,000/mm^3	<3,000〜2,000/mm^3	<2,000〜1,000/mm^3	<1,000/mm^3	―
好中球	<1,500/mm^3	<1,500〜1,000/mm^3	<1,000〜500/mm^3	<500/mm^3	―

　治療できます！（Grade 1・2）　治療延期もしくは中止（Grade 3・4）

有害事象共通用語規準 v5.0 日本語訳 JCOG 版から引用

▼ 好中球の計算方法

機械法	目視法
Neutro（好中球）65%と、書かれているので、白血球が1,000/mm^{3}の場合、1,000/mm^3 × 0.65 = 650/mm^{3}と計算できる	白血球 1,000/mm^3 桿状核球18%、分葉核球12% （18%＋12%）÷100=0.30（つまり30%） 1,000×0.30=300 　　　答え　好中球数 300/mm^3

好中球減少症のセルフケア支援のポイント

　医療者が一方的に指導するのではなく、患者さんがみずから主体的にセルフケア行動を取れるように支援します。

○ 予防行動

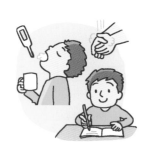

● 易感染時期を予測して石けんでの手洗い、うがい、
　身体の清潔保持、マスク着用などの感染予防行動ができる
● 自分で感染症をモニタリングできる
● 家族を含め、感染症が疑わしい人と接触しない
● 毎日、入浴やシャワー浴を実施し、皮膚の清潔を保つ

○ モニタリング

● 体温を測るだけでなく、治療日記を使うなど、患者さん自身が感染徴候を気づくことができたり、
　体調の変化を医療者に報告することができたりするように支援します。

03 | 貧血

貧血のメカニズム

　がんや治療に関連した貧血は、がん患者の30〜90%に生じます[2]。がん薬物療法よる骨髄抑制だけでなく、複数の要因によって生じます。末梢血での赤血球の寿命は90〜120日と白血球や血小板に比べて長いので、がん薬物療法を開始後、しばらく経過してから影響が出ることが多いです。

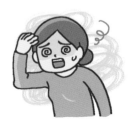

貧血のアセスメント

　薬物療法中には、CTCAEでの客観的なデータの評価以外にも、倦怠感、ふらつき、呼吸困難感、頭痛、めまいなどの初期症状に注意が必要です。

▼ 貧血のCTCAE（ver.5.0）

	Grade 1	Grade 2	Grade 3	Grade 4	Grade 5
貧血	ヘモグロビン<10.0g/dL	<10.0〜8.0g/dL	<8.0g/dL	生命を脅かす；緊急処置を要する	死亡
	治療できます！		治療延期もしくは中止		

有害事象共通用語規準 v5.0 日本語訳 JCOG 版から引用

貧血のセルフケア

　貧血の治療としては、輸血が考慮されます。

● 顔面や皮膚の蒼白、呼吸困難感、ふらつき、低血圧、倦怠感、尿量の減少などの貧血症状がないか。

● 貧血症状に対して、本人が症状の変化に気をつけることや症状出現時に医療者と共有できるツールを使用できる（治療日記など）。

● 倦怠感があるときにはエネルギーを節約して、休息時間を確保する。

● 食事や水分が適切に摂取できているかなど、水分摂取や栄養管理について評価を行う。

● 鉄分を含んだ食品を摂取する（赤血球を造るには鉄が欠かせないため）、貧血が強く出現した場合、輸血が考慮される。

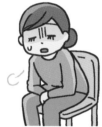

04 血小板減少症

血小板減少症のメカニズム

末梢血での血小板の寿命は7〜8日なので、化学療法後の約8〜14日に血小板減少が生じます。血液がんの患者や高用量の化学療法を受けている患者さんは、血小板減少が生じるリスクが高いです。

血小板減少症のアセスメント

好中球減少症を伴うケースもあることから、データによっては感染予防についても検討します。データによっては血小板輸血も考慮されます。

▼ 血小板の CTCAE (ver.5.0)

	Grade 1	Grade 2	Grade 3	Grade 4	Grade 5
血小板	<75,000/mm^3	<75,000〜50,000/mm^3	<50,000〜25,000/mm^3	<25,000/mm^3	—

治療できます！ 治療延期もしくは中止です

有害事象共通用語規準 v5.0 日本語訳 JCOG 版から引用

血小板減少のマネジメントとセルフケア

血小板数や凝固因子などの血液データをモニタリングします。化学療法投与前での異常値があれば、医療者間ですぐに共有します。血小板減少時にはできるだけ安全な環境を整えて転倒事故を防止し、皮膚の損傷に注意することなどが基本となります。

▼ 血小板減少症のマネジメントとセルフケア

● 出血や点状出血などを患者にもモニタリングしてもらったり、止血時の対応を共有する
● 鼻をかむときにはやさしくかむ
● 外傷リスクのあるような行為は控えるようにアドバイスをする
● 柔らかな毛の歯ブラシの使用。デンタルフロスや歯間ブラシを控える
● 鋭利な刃で創傷しないようにカミソリでなく、電気シェーバーの使用をすすめる
● 夜間の転倒リスクに注意する。足元を電灯で明るくする。手すりを持って歩行するなど
● 採血や静脈注射の後の止血を5分適度、十分に時間をかけて止血する
● 侵襲的な歯科治療を控える、治療のスケジュールを再調整する
● （女性）粘膜損傷の可能性を考え、タンポンの使用を控える
● 性交時に潤滑剤を活用する

ハジケモ・トピック●抗がん剤治療中は、生もの禁止？

　海外の研究報告では、化学療法中に「生ものを食べた群」と「食べていない群」に分けて感染症の有無を調べたが、両者に有意な感染症はなかったとされています。しかし日本では食品衛生なども含めた環境も異なることから、多くの施設では、「（魚、肉、卵などの）生ものは避けるべき」とされています。

　実際には、がん薬物療法の強度や好中球の推移、患者自身の食への楽しみなども考慮し、担当医と相談していくことが大切です。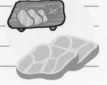

　調理や食事摂取のときには、「石けんで手を洗う、アルコール消毒をする」「食材をきれいに洗う」「魚、肉の調理不足は避ける」など食品安全の観点からの対応策は行うべきと考えられます。

●引用・参考文献
1) 日本臨床腫瘍学会編. "FNの定義". 発熱性好中球減少症（FN）診療ガイドライン. 改訂第2版. 東京, 南江堂, 2017, 2-3.
2) Cancer- and Chemotherapy-Induced Anemia. NCCN Guidelines Version 2. National Comprehensive Cancer Network. 2018.
https://oncolife.com.ua/doc/nccn/Cancer-and_Chemotherapy-Induced_Anemia.pdf（2021.8.17閲覧）
3) Wilson, B.J. "Myelosuppression". Chemotherapy and Immunotherapy Guidelines and Recommendations for Practice. Olsen, MM. et al. ed.
ONS. 2019. 273-92.
4) Roesser,KA. et al. "Symptom Management". Clinical Guide to Antineoplastic Therapy. 4Th ed. Gullatte,M. et al. ed. Anorexia and Cachexia,
ONS, 2020, 919-24.

MEMO

━━━━━ よくある患者さんの声 ━━━━━

「どのタイミングで
緩下薬や下剤を飲むの
ですか？」

「痛み止めを飲んだら、
便が出にくく
なったのですが…」

「下剤を飲んでも便が出ません」

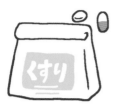  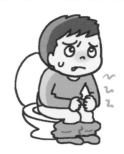

**ハジケモ
ポイント！**

便秘のハジケモポイント

● 便秘は、抗がん剤だけでなく、ほかの原因も含めて総合的にアセスメントする

● 緩下薬や下剤などが、指示されたとおりに効果的に内服できているか確認する

● 水分摂取や食事内容など、薬剤以外のマネジメントについても積極的にかかわる

---

01 便秘のメカニズムと特徴

　便秘とは、腹部の痛みや不快感を伴い、硬い便が腸管内にとどまり、便が出にくい状態のことを指します[1]。がん患者さんでは、50〜87% に見られるます[2]。

　がん薬物療法を受ける患者さんは、抗がん剤投与によって便秘のリスクが増加します。そのほかに抗がん剤投与後の倦怠感や、食欲不振による水分摂取量の減少、活動量低下、腫瘍自体が便秘の原因となる場合もあります。便秘になるとさらなる食欲低下を招くこともあり、患者さんの QOL 低下につながる可能性もあります。そのため便秘のアセスメントやマネジメントは必須です。

▼ **がん治療に関連した便秘のおもな原因**

がん治療	原因	薬剤名
抗がん剤	● 経口摂取量の減少 ● 腸蠕動運動の低下によって便が硬くなるなど	アザシチジン、イホスファミド、エピルビシン、サリドマイド、シクロホスファミド、シスプラチン、シタラビン、ダカルバジン、テモゾロミド、ドキソルビシン、ボルテゾミブ、レナリドマイド
	● 末梢神経障害 ● 自律神経障害による腸の蠕動運動の低下	【タキサン系抗がん剤の使用】 ドセタキセル、パクリタキセル 【ビンカアルカロイド系抗がん剤の使用】 ビンブラスチン、ビンクリスチン、ビノレルビン
そのほかのがん治療に関連する原因		腹部への放射線療法後

▼ がん薬物治療の副作用対策に関連した便秘

薬剤	原因	薬剤名
制吐薬	制吐薬は腸の動きを抑制することから、便秘になりやすい。制吐薬を使用している期間は、とくに便秘がないかを確認する	5-TH₃受容体拮抗薬（グラニセトロン、パロノセトロンなど）、NK₁受容体拮抗薬（アプレピタント）
鎮痛薬（オピオイド）	オピオイドの投与によって腸の蠕動運動の低下がみられるために便秘になりやすい	オキシコドン、フェンタニル、ヒドロモルフォン、モルヒネ
そのほかの薬剤	そのほかの薬剤によっても便秘になる。また抗がん剤治療前から便秘の可能性も疑う	抗うつ薬、抗コリン作用薬、利尿薬、抗けいれん薬など
そのほかの原因	食物繊維の摂取量減少、脱水、腸管運動の低下、活動性低下、抑うつや不安などの精神的な要因	

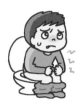

---

02 | 便秘のアセスメントと評価

便秘のアセスメントはCTCAEのほかに、抗がん剤を投与後に排便パターンがどのように変化したかや、性状などの排便状況を評価します。とくに治療後2～3日に起こる便秘は、薬物療法に関連した可能性を疑います。腫瘍が原因で起こるイレウスなどの症状がないのか観察します。

また便秘は、がん薬物療法の有無にかかわらずに起こりうる症状です。看護師は日ごろから、患者さんの生活について観察する場面が多いため、患者さんの食事や水分摂取の状況、活動低下が起こっていないかも観察し、便秘のアセスメントにつなげていきます。

▼ 便秘のアセスメント

● 腹部症状、腹部膨満感、腸蠕動音、排ガスなど腹部の観察

● 排便パターンの評価：排便量、排便回数、便の性状、最終排便

● 食事や水分摂取：水分摂取量や食事量・種類の評価

● PS（Performance Status）やADLに加えて、生活での活動量や活動の内容

● 現在内服している薬剤：とくにオピオイドなど、便秘に関連する薬剤の使用の有無

● 腹部レントゲンやCTの結果

▼ 便秘（Constipation）のCTCAE（ver.5.0）

	Grade 1	Grade2	Grade3	Grade4	Grade5
便秘	不定期または間欠的な症状；便軟化薬／緩下薬／食事の工夫／浣腸を不定期に使用	緩下薬または浣腸の定期的使用を要する持続的症状；身の回り以外の日常生活動作の制限	摘便を要する頑固な便秘；身の回りの日常生活動作の制限	生命を脅かす；緊急処置を要する	死亡

有害事象共通用語規準 v5.0 日本語訳 JCOG 版から引用

便秘の薬物療法

　腸蠕動運動が低下しがちな、がん薬物療法中の患者さんの便秘に対して、下の表のように下剤を組み合わせ、スムーズに排便されるように調整していきます。

▼ がん薬物療法での便秘に使用される代表的な下剤

分類	一般名（商品名）	特徴
浸透圧性下剤	酸化マグネシウム（マグミット®、酸化マグネシウム）	●腸管内に水分を保持し、便を軟らかくさせるために、服薬時に十分な量の水分といっしょに飲んでもらうことで効果が発揮されます ●マグネシウムの排泄が遅滞すると高マグネシウム血症を発症することがあるため、とくに高齢患者さんでは注意が必要です ●腎機能低下している場合も、高マグネシウム血症の危険性があります
大腸刺激性下剤	ピコスルファートナトリウム（ラキソベロン®）センノシド（プルゼニド®）	●大腸を刺激することで腸管運動の亢進を促すとともに、水分の吸収を抑制します ●大腸を刺激するためにイレウス疑いの患者には禁忌です
そのほか	ルビプロストン（アミティーザ®）	●小腸での水分の分泌を促進し、便を軟らかくし、通過しやすいようにします ●ほかの薬剤と併用して使用されることが多い
	ナルデメジントシル（スインプロイク®）	●末梢性μオピオイド受容体に薬剤を結合させることで、消化管運動を改善させます ●オピオイドが処方されている患者に使用されます

便秘に対するセルフケア支援のポイント

　便秘は、薬物による支持療法とともに非薬物的な介入も検討します。とくに生活で調整することが便秘の改善につながることもあり、治療開始時からケアの計画を立て介入していきます。排便のケアに関する注意としては、排便は羞恥心を伴うものであるため、問診やケアの画面でプライバシーを確保するなど、環境整備を行うことも重要です。

○ 生活で調整する

●1日あたり 1,000〜1,500mL を目標に水分を摂取してもらう
●食物繊維や乳酸菌の多い食品を意識して選択する
●腸管の蠕動運動を促すため、適度な運動や腹部マッサージなどを行う
●ポータブルトイレではなくトイレに行ってもらうなど、プライバシーを確保して安心して排便できる環境を整える

○ 薬剤で調整する

● 排便の状況に合わせて、適切に内服できるかを確認する

○ セルフモニタリングの指導

● 自宅での排便回数や排便の性状を観察してもらい、治療日記に記載してもらう

● 便秘が続く場合の対応方法や連絡先を、あらかじめ確認しておく

● 便秘が続く場合、医療者に報告することを確認する

●引用・参考文献

1) Geddle,Pl. et al. "Constipation". Clinical Guide to Antineoplastic Therapy: A Chemotherapy Handbook. 4th ed. Gullatte,MM. ONS, 2020, 908-10.
2) Brassell,KJ. et al. "Gastrointestinal and Mucosal Toxicities". Chemotherapy and Immunotherapy Guideline and Recommendations for Practice. Olsen,MM. et al. ed. ONS, 2019, 338-52.
3) 日本がん看護学会教育・研究活動委員会コアカリキュラムワーキンググループ編. "便秘". がん看護コアカリキュラム日本語版. 東京, 医学書院, 2017, 149-50.

MEMO

9 | 副作用の実際g 下痢

━━━━━ よくある患者さんの声 ━━━━━

「飲むとすぐにトイレに行きた
くなるのですが、水を飲んだ
ほうがよいのですか？」

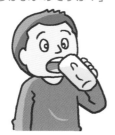

「やわらかい便でしたが、
下痢っていうのかなぁ。
下痢ってどれぐらいの
固さですか？」

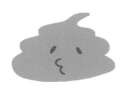

「下痢が多くてつらい。
外出もしづらいなぁ…」

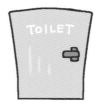

**ハジケモ
ポイント！**

下痢のハジケモポイント

● がん薬物療法中の下痢は、抗がん剤以外の原因もアセスメントします
● イリノテカンによる下痢は早発性下痢、遅発性下痢の２パターンがあり、発生時期や対処
　方法の違いに注意します
● 感染や脱水によって、さらに重症化していないかを観察します

---

01 | 下痢のメカニズムと特徴

　下痢とは、便の性状が柔らかい便や水
様便になった状態で、しばしば排便回数
が増加します。がん薬物療法に関連した
下痢（chemotherapy Induced diarrhea：CID）
は、がん薬物療法を受けている患者の
50〜90％に出現し[1]、早期性下痢と遅発
性下痢に分けられます。

▼ がん治療関連の下痢とは

下痢は、身体症状の出現だけでなく、
自尊心の低下を招く可能性もあります。

そのほかの要因（細菌・ウィルスなど）
手術療法
放射線療法
分子標的薬
細胞障害性
抗がん剤
免疫チェック
ポイント阻害薬

日常生活に影響
治療の延期・中止
治療の変更、重度の脱水

131

下痢の特徴とメカニズム

　がん薬物療法に関連した下痢には、①抗がん剤が直接粘膜を損傷する、②抗がん剤の代謝物によって引き起こされるといった原因で生じます。原因によって発現時期や支持療法の薬剤が異なるため、機序の違いを覚えておきましょう。抗がん剤に関連した下痢の原因として比較的に頻度が高いのが、さまざまながんに使用されるイリノテカンです。イリノテカンによる下痢には、早期性と遅発性の2つの機序があります。

▼イリノテカンによる下痢

①早発性下痢（Acute diarrhea）

点滴投与後24時間以内、早ければ点滴投与中から生じます。自律神経（副交感神経）が刺激され、腸の運動が活発になるために生じます。鼻水、腸蠕動運動亢進、唾液分泌などの症状を伴います。

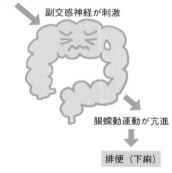

コリン作動性による下痢

イリノテカン
↓
副交感神経が刺激
↓
腸蠕動運動が亢進
↓
排便（下痢）

②遅発性下痢（Persistent diarrhea）

24時間を超えて生じます。抗がん剤によって腸の粘膜が傷害されることで生じます。

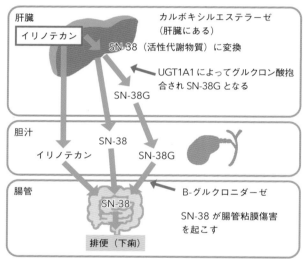

肝臓
イリノテカン
カルボキシルエステラーゼ（肝臓にある）
SN-38（活性代謝物質）に変換
UGT1A1によってグルクロン酸抱合されSN-38Gとなる
SN-38G

胆汁
SN-38
イリノテカン　SN-38G

腸管
SN-38
B-グルクロニダーゼ
SN-38が腸管粘膜傷害を起こす
排便（下痢）

UGT1A1：Uridine diphosphate Glucuronosyltransferase1A1の一分子種

ちょっとハジケモポイント●「UGT1A1」

　UGT1A1は遺伝子のなかの一分子ですが、SN-38の代謝に影響を与えます。SN-38は体内でイリノテカンから作られます。遺伝子多型があると、重篤な副作用の出現がする可能性があるため、投与前に遺伝子型を調べ、副作用の発現予測や投与量の調整につなげます。

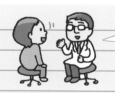

UGT1A1という遺伝子の検査を採血でします

ということは、先生は近々、イリノテカンの投与を考えているんだね

下痢に関連する薬剤

　がん薬物療法中に起こる下痢は、使用している抗がん剤に関連していることが多いです。まずは使用している薬剤を確認します。

　免疫関連有害事象（irAE）としての下痢は、頻度は数％ですが、消化管穿孔やイレウスの報告もあるため、関連する症状（腹痛、下血、発熱など）を十分に観察して、異常があればすぐに医療者に報告することを患者さんと共有します。

▼ がん薬物療法に関連した下痢を起こしやすい薬

分類		薬品名
代謝拮抗薬	フッ化ピリミジン系	フルオロウラシル（5-FU）、カペシタビン（ゼローダ®）、テガフール・ギメラシル・オテラシルカリウム（ティーエスワン®）
	そのほか	メトトレキサート（メソトレキセート®）、シタラビン（キロサイド®）、トリフルリジン・チピラシル（ロンサーフ®）
トポイソメラーゼ阻害薬		イリノテカン（カンプト®）、エトポシド（ラステット®）
白金製剤		オキサリプラチン（エルプラット®）
アルキル化薬		シクロホスファミド（エンドキサン®）
抗がん性抗生物質		マイトマイシンC（マイトマイシン）、ドキソルビシン（アドリアシン®）、ダウノルビシン（ダウノマイシン®）、
分子標的薬		アファチニブ（ジオトリフ®）、イマチニブ（グリベック®）、エルロチニブ（タルセバ®）、エベロリムス（アフィニトール®）、ゲフィチニブ（イレッサ®）、スニチニブ（スーテント®）、セツキシマブ（アービタックス®）、ソラフェニブ（ネクサバール®）、テムシロリムス（トーリセル®）、ボルテゾミブ（ベルケイド®）、パニツムマブ（ベクティビックス®）、ラパチニブ（タイケルブ®）

▼ 発生頻度は低いが、出現に注意したい薬剤

分類	薬品名
免疫チェックポイント阻害薬	ニボルマブ（オプジーボ®）、イピリムマブ（ヤーボイ®）、ペムブロリズマブ（キイトルーダ®）、デュルバルマブ（イミフィンジ®）、アテゾリズマブ（テセントリク®）、アベルマブ（バベンチオ®）

02	下痢の発現時期

　イリノテカンに見られる早発性の下痢の場合、投与中〜投与後24時間以内に生じます。遅発性であれば、投与後数日経過してから14日前後で生じることが多いです。

3 患者さんの困りごとに対応　質問にバッチリ答えたいあなたへ

03 | 下痢のアセスメントと評価

下痢のアセスメント

　がん薬物療法に関連した下痢のアセスメントは、まずは排便状況（発生時期、便の性状など）を尋ねます。

下痢の評価

　がん薬物療法の下痢の評価も、ほかの症状と同様にCTCAEで評価されますが、それに加えてブリストルスケールもよく活用されます。

▼ 下痢のアセスメント

● 排便の状態：性状、頻度、量、血便の有無

● 腹部の状態：腹部膨満、疼痛など。視診、触診、聴診を駆使して腸蠕動音の聴取

● バイタルサイン：とくに好中球減少時の下痢に伴う発熱や脱水時のバイタルサインに注意。体重の変化も確かめる

● 経口摂取の状況：食事量、水分摂取量

● 使用している抗がん剤

● 手術療法後や放射線治療の影響

● 脱水症状の有無：皮膚乾燥、口渇感、頻脈、排尿回数の減少など

▼ 下痢（Diarrhea）のCTCAE（ver.5.0）

	Grade 1	Grade2	Grade3	Grade4	Grade5
下痢	ベースラインと比べて＜4回/日の排便回数増加；ベースラインと比べて人工肛門からの排泄量が軽度に増加	ベースラインと比べて4～6回/日の排便回数増加；ベースラインと比べて人工肛門からの排泄量の中等度増加；身の回り以外の日常生活動作の制限	ベースラインと比べて7回以上/日の排便回数増加；入院を要する；ベースラインと比べて人工肛門からの排泄量の高度増加；身の回りの日常生活動作の制限	生命を脅かす；緊急処置を要する	死亡

有害事象共通用語規準 v5.0 日本語訳 JCOG 版から引用

▼ ブリストルスケール

1	コロコロ便		硬くてコロコロの兎糞状の便
2	硬い便		ソーセージ状であるが硬い便
3	やや硬い便		表面にひび割れのあるソーセージ状の便
4	普通便		表面がなめらかで柔らかいソーセージ状、あるいは蛇のようなとぐろを巻く便

5	やや軟らかい便		はっきりとしたしわのある柔らかい半分固形の便
6	泥状便		境界がはぐれて、ふにゃふにゃの不定形の小片便泥状の便
7	水様便		水様で、固形物を含まない液体状の便

04 | 下痢の治療やケアについて

薬物療法

　下痢に対する薬物療法は、下痢の種類によって薬剤が使い分けられます。ブチルスコポラミンはイリノテカンの急性症状時に使用され、腸管を運動抑制して下痢を止めます。イリノテカン治療中は準備しておきます。

　これらの薬剤でも下痢のコントロールが困難となり、脱水や感染

▼ 下痢に対する薬物による代表的な支持療法薬

一般名（商品名）	特徴
ブチルスコポラミン（ブスコパン®）、アトロピン	●早発性下痢に使用される ●緑内障、前立腺肥大には禁忌 ●お腹の動きを抑えるために、ブスコパン内服時に食事や飲水は控えてもらう
ロペラミド（ロペミン®）	●腸の蠕動運動を抑えて、水分の腸管吸収を促進する作用がある ●まれに眠気やめまいがあるため自動車やバイクの運転は控える

症などの症状が重症化したときには、入院したうえで、電解質輸液やオクトレオチド（サンドスタチン®）や抗生物質の投与が検討されます。免疫関連有害事象時の下痢の治療としては、通常の止痢薬ではなく、副腎皮質ホルモン（ステロイド）の投与が検討されます。

ちょっとハジケモポイント● 「先輩、下痢で入院です」

なんで下痢にステロイドを使うの？

　下痢で入院してきた患者さんに、ハジケモさんはステロイド注射で治療が行われていることを疑問に感じているようです。

　その患者さんは肺がんの治療中で、外来で免疫チェックポイント阻害薬の一つであるニボルマブが使われていました。つまりこの患者さんの下痢は免疫チェックポイント阻害薬による免疫関連有害事象（irAE）でした。

　免疫チェックポイント阻害薬は、がんの免疫だけでなく、自己免疫に対してもブレーキを外す作用があるので、自己免疫に類似した症状が有害事象として出現したと考えられます。そのため、免疫反応を抑えるためにステロイド（副腎皮質ホルモン）が使われたのです。

非薬物治療

　下痢に対しては、支持療法としての薬物療法と並行して非薬物療法を行い、症状をマネジメントします。

▼ 下痢に対する非薬物的な介入

《下痢のあるときの食事や水分摂取の工夫》
●乳製品、アルコール、カフェインを含む飲料を一時的に控える
●食物繊維や脂肪を多く含む食品を控える
●脂っこい揚げ物は控える
●キシリトールが含まれたガムを控える
●冷たい食事よりも常温や少し温かい食事をする
●経腸栄養剤によっては下痢に傾く場合もある

《下痢のあるときの生活の工夫》
●複数回の下痢によって、肛門周囲が炎症を起こす可能性もある。そのためにトイレ後はシャワートイレで肛門周囲を洗い流し、やさしく拭く

《脱水の早期発見と重症化を予防するための介入》
●食事が摂取しづらいときには、スポーツ飲料や経口補水液のような塩分や糖分が入っている水分を摂取する
●患者に体重のモニタリングを行ってもらう。同じ体重計で、できるだけ同じ条件で測定する。病院との体重の差がないかを確認
●下痢によって水分が摂取しにくい状況となったときに、口渇感、皮膚乾燥、尿量の低下などの脱水症状がないかを患者自身でモニタリングしてもらう

●引用・参考文献
1) Thorpe,D. et.al. "Chemotherapyinduced diarrhea." https://www.ons.org/pep/chemotherapyinduced-diarrhea（2021.9.7 閲覧）
2) カンプト®点滴静注 適正使用ガイド. https://www.yakult.co.jp/ph/?action=File&type=static&id=007_14.pdf（2021.8.20 閲覧）.
3) Brassell,KJ. et al. "Gastrointestinal and Mucosal Toxicities". Chemotherapy and Immunotherapy Guideline and Recommendations for Practice. Olsen,MM. et al. ed. ONS, 2019, 309-19.
4) 羽床琴音ほか. "下痢・便秘, 麻痺性イレウス". がん化学療法副作用対策ハンドブック. 第3版. 岡元るみ子ほか編. 東京, 羊土社, 2019, 93-7.
5) Roesser,KA. et al. "Diarrhea". Clinical Guide to Antineoplastic Therapy: A Chemotherapy Handbook. 4th ed. Gullatte,MM. ONS, 2020, 909-10.

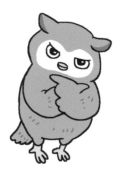

=== よくある患者さんの声 ===

「抗がん剤の『しんどい』って
どんな感じでしょうか？」

「治療後、家では、ずっと
横になって休んでいたら
いいのでしょうか？」

「身体がしんどくてつらいです。
いつまで続くのでしょうか？」

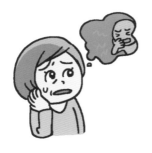
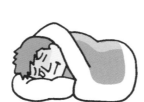
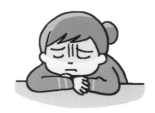

倦怠感のハジケモポイント

ハジケモ
ポイント！

● 倦怠感の原因は、がん薬物療法だけとは限らない

● 患者さんの「しんどい」の中身を詳しく聞き、ケアにつなげる

● 倦怠感の強さに合わせて、症状と付き合う方法をいっしょに考えていく

01 | 倦怠感の特徴

がんに関連した倦怠感（cancer related fatigue：CRF）は、がん薬物療法だけでなく、がんそのものによっても生じます。身体的な倦怠感だけでなく精神的な倦怠感も含まれ、日常生活にも影響します。そのほかにもさまざまな要因が関与していることもあり、患者さんの症状や訴えも多様です。

がん薬物療法や放射線療法を受けている患者さんの80％が倦怠感を経験し、外来治療を受けている45％もの患者さんが中程度～重度の倦怠感を経験するといわれています。また治療が終了した患者さんも倦怠感を経験することがあります[1, 2]。

倦怠感のメカニズムの詳細は不明なことが多いですが、がん薬物療法中では治療の副作用として出現することが多いです。

▼ がんによる倦怠感の特徴

● 日常生活が通常どおりには生活しづらい、身体や気持ちのしんどさがある

● 直近でなにか運動をしたわけでもない。でも身体がだるいと感じる

● 休息しても回復しづらい　　など

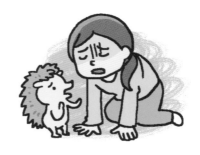

がんに関連する倦怠感の特徴

倦怠感の特徴として、以下の3点が挙げられます。

❶ どの時期でも起こりうる（がん薬物療法に限った症状ではない）

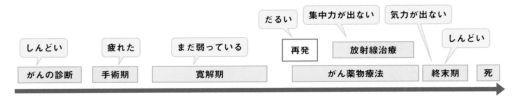

❷ 主観的な症状のため、症状そのものが多様で、表現も多様

❸ 医療者は患者さんが抱えている倦怠感の苦痛について理解できていない可能性がある

▼ がん薬物療法中の患者さんの倦怠感の影響

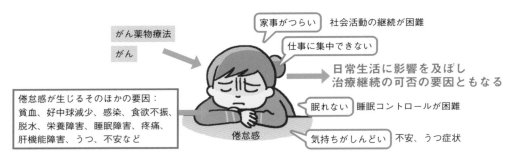

---

02 ｜ 倦怠感の出現時期 [2、3]

　がん薬物療法中の倦怠感の出現時期は、使用する薬剤によって異なります。細胞障害性抗がん剤と免疫チェックポイント阻害薬の併用療法時には、両者の特徴を踏まえてアセスメントします。

細胞障害性抗がん剤での倦怠感の特徴

　使用するレジメンによって異なりますが、点滴した後から倦怠感が出現し、day3〜5にかけてピークを迎えることがほとんどです。多くの場合、day14〜21ごろに症状が軽減します。

▼ 倦怠感の発現時期と重症度

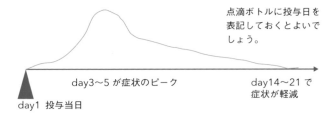

免疫チェックポイント阻害薬による倦怠感

　免疫チェックポイント阻害薬による倦怠感は特定の時期に出現するわけではないので、発現時期を予測するのは困難です。倦怠感だけでなんらかの症状が出現していると判断するのは非常に困難なため、ほかの症状の出現の有無も合わせて観察する必要があります。

▼ **倦怠感と合わせて観察したい症状**

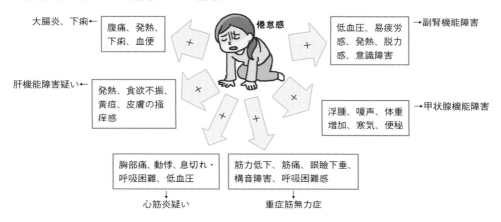

大腸炎、下痢← 腹痛、発熱、下痢、血便

倦怠感

低血圧、易疲労感、発熱、脱力感、意識障害 →副腎機能障害

肝機能障害疑い← 発熱、食欲不振、黄疸、皮膚の掻痒感

浮腫、嗄声、体重増加、寒気、便秘 →甲状腺機能障害

胸部痛、動悸、息切れ・呼吸困難、低血圧
心筋炎疑い

筋力低下、筋痛、眼瞼下垂、構音障害、呼吸困難感
重症筋無力症

03　倦怠感のアセスメントと評価

倦怠感のアセスメント

　倦怠感は主観的な症状のため、問診を積極的に行い、検査データなどの客観的な観察事項と合わせて評価します。がん薬物療法中の倦怠感は、通常の日常生活を送るのを困難にし、QOL低下につながります。さらに症状が強い場合、治療の継続の可否にも大きく影響します。そのため、まずは看護師は患者さんの倦怠感に関心を持ち、継続的にアセスメントを行う必要があります。

▼ **倦怠感のアセスメント**

- ●**倦怠感の出現パターン**：開始期間、持続期間、症状の変化
- ●**倦怠感の程度**：CTCAE や NRS で評価
- ●**倦怠感の増強因子や緩和因子**：倦怠感が出現したときの患者自身が取っている症状緩和の方略は？
- ●**ソーシャルサポート**：倦怠感が強くなったときに、手伝ってくれる家族や介護者の存在
- ●**病歴**：早期がん or 進行・再発がん、併存疾患の有無
- ●**ほかの要因**：疼痛の有無・程度、貧血の状態、うつや不安の程度、睡眠障害、栄養状態、日常生活での身体機能、併存疾患の有無・症状の程度（これらは、治療可能なものも含まれているために早期発見し医療者間での情報共有、早期介入につなげる）
- ●**栄養評価**：食事や水分摂取が不足しているときには、食生活の改善で倦怠感が改善する場合がある
- ●**ほかの副作用の状況**：疼痛、悪心・嘔吐、味覚障害、便秘、下痢など

3　患者さんの困りごとに対応　質問にバッチリ答えたいあなたへ

倦怠感の評価

　倦怠感の評価は、CTCAE によって客観的な評価を行うことや MD アンダーソンがん
センター版症状評価表なども使用して、症状の強さや日常生活への影響も評価します。

▼ 倦怠感（fatigue）の CTCAE（ver.5.0）

	Grade1	Grade2	Grade3	Grade4
倦怠感	休息により軽快する疲労	休息によって軽快しない疲労、身の回り以外の日常生活動作の制限	休息によって軽快しない疲労で、身の回りの日常生活動作の制限を要する	―

有害事象共通用語規準 v5.0 日本語訳 JCOG 版から引用

▼ 倦怠感の日常生活への影響

日常生活にどのような影響が出ているのかを評価する。

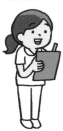

- 現在、身体のだるさは、どの程度ありますか？
- 生活ではなにか影響ありますか？
  - 例 自宅で身の回りのことはご自身でできていますか？
  - 例 だるさによって、生活上でしづらいことはありますか？

▼ NRS

倦怠感自体が主観的な症状なので、患者の声を聞いた主観的な評価も必要。疼痛の評価で使用されている NRS（Numeric Rating Scale）を使用する。

```
0 1 2 3 4 5 6 7 8 9 10
```
倦怠感が　　　　　　　　　想像できる
ない　　　　　　　　　　　最大の倦怠感

---

04 ｜ 倦怠感の治療やケア

　倦怠感に対しては、薬剤のみでのマネジメントは困難であり、患者の状況に合わせてプ
ランニングすることが必要です。

▼ 倦怠感へのケア

- **原因がわかっている倦怠感には、早期に多職種で協働してマネジメントする**：疼痛、貧血、精神的な苦痛、ほかの薬剤による倦怠感
- **活動のサポートを行う**：倦怠感の強い時間は、エネルギーを節約し、倦怠感が弱いときには、逆に活動することを計画する
- **運動の内容については、医師、理学療法士と相談して、その人の ADL、倦怠感の程度、心肺機能などに応じた運動プログラムやヨガ、リハビリテーション、マッサージなどを検討する**：がん薬物療法の場合、骨転移、好中球減少、貧血、血小板減少、末梢神経障害が運動そのものに影響を及ぼす可能性があるため
- **睡眠環境を整える**：日中に眠らない、カフェイン入りの飲料を控える（または摂取する）時間を調整する

●引用・参考文献
1) NCCN Clinical Practice Guidelines in Oncology (NCCN Guideliness®). Cancer-Related Fatigue. Version 1.2021. 2020. https://www.nccn.org/professionals/physician_gls/pdf/fatigue.pdf (2021.8.20 閲覧).
2) Mitchell,SA. "Fatigue". Chemotherapy and Immunotherapy Guideline and Recommendations for Practice. Olsen, MM. et al. ed. ONS, 2019, 537-51.
3) 金田裕晴. "症状からのフローチャート". 免疫チェックポイント阻害薬：実践ガイドブック. 倉田宝保ほか編. 東京, メジカルレビュー社, 2020, 41-7.
4) Geddie,PI. "Cancer-Related Fatigue". Clinical Guide to Antineoplastic Therapy: A Chemotherapy Handbook. 4th ed. Gullatte,M. et al. ed. ONS, 2020, 915-9.
5) Brief Fatigue Inventory: English, ONS. https://www.ons.org/assessment-tools/brief-fatigue-inventory-english (2021.8.20 閲覧).

━━━━━ よくある患者さんの声 ━━━━━

「口内炎はすぐに治るの？」 「口腔内が染みるときも 歯みがきをするの？」 「口内炎があるときに 食べやすい食事はありますか？」

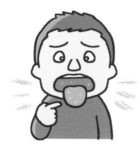 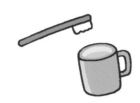 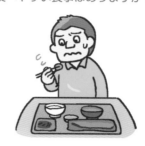

ハジケモ ポイント！

口腔粘膜炎のハジケモポイント

● 口腔内を実際に見せてもらい、観察する

● 日々の口腔ケアなど、できていることを支援する声かけをする

● 食べやすい食事について、家族も含めて検討する

01 | 口腔粘膜炎の特徴 [1、2]

口腔粘膜炎の発生頻度

　口腔粘膜炎は、がん薬物療法で非常に頻度の高い副作用です。標準量的な化学療法を受ける患者の5～15%、骨髄抑制の強い化学療法を受ける患者の50%、頭頸部放射線療法を受ける患者の50%、自家造血幹細胞移植の患者の68%、骨髄破壊的な同種造血幹細胞移植の98%、頭頸部化学放射線療法の97%に生じるといわれています。細胞障害性抗がん剤だけでなく、一部の分子標的薬にもみられます。

　がん薬物療法以外では、放射線治療、造血幹細胞移植、放射線化学療法などで、よくみられます。

▼ 口腔粘膜炎が影響すること

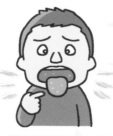

治療の継続困難
食事や内服薬の経口が減少

QOLの低下
疼痛のために、
食べられない、話しにくい

感染リスク
口腔内衛生が保てない

口腔粘膜炎のメカニズムと発症時期 [1、3、4]

　抗がん剤を投与すると、すぐに口腔粘膜炎ができるわけではありません。抗がん剤の影響で上皮基底細胞が障害され、粘膜の新生が停止、粘膜が薄くなっていき、徐々に口腔粘膜炎に潰瘍が形成されていくという過程をたどります。

▼ 口腔粘膜炎のメカニズム

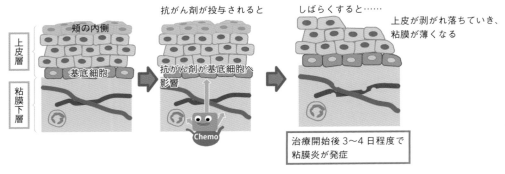

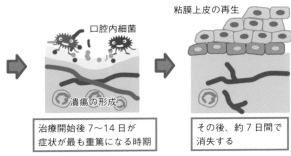

口腔粘膜炎のリスク要因 [5、6]

　口内炎の発生率は抗がん剤の種類や用量、頻度によって異なります。

　リスク要因としては、患者さんに関連した要因や治療に関連した要因があります。そのためこれらの要因の有無を注意して見ていき、早期介入への手がかりとします。

▼ 口腔粘膜炎のリスク要因

患者さんに関する要因	治療に関する要因
●口腔衛生状態が悪い ●唾液分泌の低下 ●アルコール飲酒の習慣がある ●喫煙習慣がある ●義歯が合わない ●栄養障害 ●脱水 ●好中球減少症 ●肝機能障害、腎機能障害 ●高齢者、若年者 ●口腔に関する手術の既往	●抗がん剤：細胞障害性抗がん剤、分子標的薬 ●レジメン、治療期間、放射線治療の併用 ●造血幹細胞移植 ●酸素療法（口腔内の乾燥を引き起こすため） ●副腎皮質ホルモン（ステロイド） ●抗コリン薬

薬剤ごとの口腔粘膜炎の症状の特徴

　同じ薬剤でも、投与量や投与時間によっても症状が異なります。たとえば、フルオロウラシルでは、46時間の持続投与より短時間のボーラス投与（急速静注）のほうが、口腔粘膜炎の症状が現れる可能性が高くなります。

　分子標的薬で出現する口腔粘膜炎は、細胞障害性抗がん剤とは少し症状が異なっています。mTOR阻害薬による口内炎では発赤の中央に灰色の領域があるアフタ性口内炎（カンジダ症）に似た症状が現れます。スニチニブやソラフェニブでは口腔内の過敏症として現れることがあります。

▼ 口腔粘膜炎の要因となる代表的な抗がん剤

分類	代表的な薬剤
代謝拮抗薬	フルオロウラシル（5-FU）、メトトレキサート（メソトレキセート®）、シタラビン（キロサイド®）、テガフール・ギメラシル・オテラシルカリウム（ティーエスワン®）、カペシタビン（ゼローダ®）、ゲムシタビン（ジェムザール®）
抗がん剤抗生物質	ドキソルビシン（アドリアシン®）、ダウノルビシン（ダウノマイシン®）、ブレオマイシン（ブレオ®）
アルキル化薬	メルファラン（アルケラン®）、シクロホスファミド（エンドキサン®）、イホスファミド（イホマイド®）
タキサン系	ドセタキセル（タキソール®）、パクリタキセル（タキソテール®、アブラキサン®）
白金製剤	オキサリプラチン（エルプラット®）、カルボプラチン（パラプラチン®）
微小管重合阻害薬	エリブリン（ハラヴェン®）
トポイソメラーゼ	イリノテカン（カンプト®、オニバイド®）、ノギテカン（ハイカムチン®）、エトポシド（ラステット®、ベプシド®）
分子標的薬	アキシチニブ（インライタ®）、アファチニブ（ジオトリフ®）、エベロリムス（アフィニトール®）、セツキシマブ（アービタックス®）、スニチニブ（スーテント®）、ソラフェニブ（ネクサバール®）、テムシロリムス（トーリセル®）、パニツムマブ（ベクティビックス®）

---

03 ｜ 口腔粘膜炎の評価

　がん薬物療法中の口腔内の評価は、患者さん自身が口腔内の変化について話せる機会をもつことが大切です。それに加えて本人に報告してもらうだけでなく、外来受診時に毎回、必ず口腔内を観察します。口腔粘膜炎は柔らかい粘膜にできやすいために、上唇や内頬、舌の周囲などの粘膜での発生の有無や、口腔内の乾燥、舌苔の有無など、口腔内の観察だけでなく、口腔ケアの実施状況など、本人のセルフケア能力を評価できる機会ともなります。

　また食事時に痛みが増強していないかなど、日常生活への影響も考慮します。

▼ 口腔粘膜炎の CTCAE（ver.5.0）

	Grade1	Grade2	Grade3	Grade4	Grade5
口腔粘膜炎	症状がない、または軽度の症状；治療を要さない	経口摂取に支障がない中等度の疼痛または潰瘍；食事の変更を要する	高度の疼痛；経口摂取に支障がある	生命を脅かす；緊急処置を要する	死亡

有害事象共通用語規準 v5.0 日本語訳 JCOG 版から引用

---

04 口腔粘膜炎の治療とケア

　口腔粘膜炎は、前述した抗がん剤によって生じるもののほかに、骨髄抑制が起こることで口腔内に感染が生じて起こる場合があります。介入のポイントとしては、口腔粘膜炎の治療を行うと同時に、患者教育として、①口腔内のケアの指導、②疼痛時のマネジメント、③セルフモニタリングの方法の指導を行っていきます。

▼ 口腔粘膜炎のケアの 3 つのポイント

口腔ケア	疼痛管理	セルフモニタリング
●口腔内の衛生環境を整え、口腔内の細菌を減らす ●口腔粘膜炎を予防し、重症化を軽減する 例 1日3回のブラッシング。頻回に含嗽を行い、湿潤環境を保つ。治療前に歯科に行く	●鎮痛薬の使用を含めた症状緩和の方法を検討する ●日々のケアでの症状緩和の方法を、患者さんといっしょに検討する 例 疼痛軽減目的で洗口液を使用する。重度の場合、スプレーやオピオイドの内服も検討される場合がある	●自宅で患者自身が観察ができるよう、モニタリング方法を習得してもらう 例 患者が粘膜炎の兆候についての知識を習得できるように。自覚症状の出現時に医療者に報告する

口腔粘膜炎に対する患者教育

　口腔ケアは、患者さん自身で行うことが多いケアです。とくに外来治療中などは患者さん自身が主体的にかかわることが必要です。口腔粘膜炎に対応する患者さん自身の能力を向上させることが、症状が重症化しないことや、遅延しないことにつながります。

○ がん薬物療法開始前

● 歯科との連携

　がん薬物療法の治療開始前に歯科を受診し、必要な治療をすませておきます。齲歯、歯周炎などの治療、義歯の調整、クリーニング、ブラッシングの指導などがあります。

● 患者教育

　パンフレットを使用して、事前に口腔粘膜炎の症状や兆候（粘膜の色調変化、疼痛、味覚の変化など）、好発部位（舌、内頰、唇の内側）、時期について説明しておきます。口腔ケアの必要性や、実際の口腔ケアの方法についても指導します。

◯ がん薬物療法治療中・口腔粘膜炎出現時

● 好中球減少や血小板減少時の口腔ケア方法の指導

デンタルフロスの使用を控えたり、毛の軟らかい歯ブラシの使用をすすめます。

● 口の中が痛い・しみる場合のケア

刺激の強い歯磨き粉の使用や、アルコール、喫煙、粘膜への刺激の強い唐辛子といったスパイシーな香辛料を控えます。洗口液にも注意が必要で、製品によってはアルコールが含まれていることもあり、かえって口腔内の乾燥を助長します。

また歯ごたえのある固いものや熱いものは避けます。

● 保湿

頻回な含嗽（1日8回以上）をすすめるなど、口腔内を保湿します。水もしくは生理食塩水、市販の保湿剤を使用して含嗽します。水分を多めに摂取するのも効果があります。

ペットボトルの水に500mL に、塩を小さじ1杯入れると生理食塩水になります。

●引用・参考文献
1) 日本サポーティブケア学会, 日本がん口腔支持療法学会編. "口腔". がん治療に伴う粘膜障害マネジメントの手引き 2020 年版. 東京, 金原出版, 2020, 15-103.
2) Elad,S. et al. MASCC/ISOO clinical practice guidelines for the management of mucositis secondary to cancer therapy. Cancer. 126(19), 2020, 4423-31.
3) 厚生労働省. "抗がん剤による口内炎". 重篤副作用疾患別対応マニュアル. 2009. https://www.mhlw.go.jp/topics/2006/11/dl/tp1122-1l09.pdf (2021.8.20 閲覧).
4) Sonis, ST. A biological approach to mucositis. J Support Oncol. 2(1), 2004, 21-32.
5) Olsen,M. et al. "Gastrointestinal and Mucosal Toxicities". Chemotherapy and Immunotherapy Guidelines and Recommendations for Practice. ONS. 2019. 329-37.
6) Geddie,Pl. et al. "Symptom Management, Mucositis". Clinical Guide to Antineoplastic Therapy 4th ed. ONS, 2020, 910-4.

あるある質問箱

Q7 化学療法なの？　がん薬物療法なの？

A7　英語では Chemotherapy なので、直訳すると「化学療法」です。しかし最近では、さまざまな機序の薬剤が登場してきたことから、「がん薬物療法」とよばれるようになってきました。ちなみに Chemotherapy（ケモセラピー）なので、略称して「ケモ」と略称でよばれることが多いですね。

━━ よくある患者さんの声 ━━

「症状が出てつらいので、治療をやめたい」

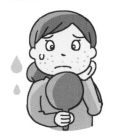

「皮膚症状は出ていないのですが、今から薬を塗るのですか？」

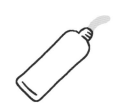

「皮膚の症状が出てます。（経口抗がん）薬を休んでもよいでしょうか？」

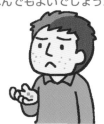

ハジケモ
ポイント！

皮膚障害のハジケモポイント

● 皮膚症状に対する保湿、清潔保持のセルフケア支援を強化する
● 皮膚障害を抱えた患者の QOL に着目せよ
● 急激に変化する皮膚症状には注意せよ

01 | 皮膚障害の種類と特徴

　がん薬物療法は皮膚や爪に影響があり、ざ瘡様皮疹、手足症候群、皮膚乾燥、爪障害などの多様な副作用が出現します。細胞傷害性抗がん剤以外にも分子標的治療薬、免疫チェックポイント阻害薬でも生じます。

　皮膚が本来持っている機能として、①外部からの刺激や異物の侵入を防ぐバリア機能、②体温調整機能、③知覚機能、④保湿機能などがあります。がん薬物療法による皮膚障害とは、皮膚が本来持っている機能が、薬剤の投与によって低下した状態のことです。皮膚障害は外見的な変化も生じることから、がん薬物療法中の患者にとっては苦痛な症状の一つです。

▼ **がん薬物療法で生じる おもな皮膚障害**

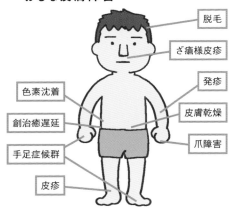

脱毛
ざ瘡様皮疹
発疹
皮膚乾燥
爪障害
色素沈着
創治癒遅延
手足症候群
皮疹

　また点滴治療時の皮膚トラブルも考えられます。長期間に繰り返し行われる治療も多いので、できるだけ刺激が少ないテープの固定や剥離方法を、個々の皮膚の状況に合わせて検討していきます。

抗 EGFR 阻害薬による皮膚障害

がん細胞の増殖にかかわるタンパクである上皮成長因子受容体（EGFR）は、正常な皮膚や爪の増殖にも関与していることから、EGFR 阻害薬が投与されることで、皮膚や爪に副作用が生じます。

▼ **皮膚障害に関連したおもな抗 EGFR 阻害薬**

《注射薬》
セツキシマブ（アービタックス®）
パニツムマブ（ベクティビックス®）

《内服薬》
ゲフィチニブ（イレッサ®）
エルロチニブ（タルセバ®）
アファチニブ（ジオトリフ®）
ダコミチニブ（ビジンプロ®）
オシメルチニブ（タグリッソ®）
ラパチニブ（タイケルブ®）

○ ざ瘡様皮疹

ざ瘡様皮疹とは、ニキビ様の皮疹を特徴とする皮膚症状です。EGFR 阻害薬（モノクローナル抗体）を投与後、1 週間程度で、顔面や体幹を中心に発症します。通常、皮疹自体には搔痒感はありませんが、細菌感染を起こすことで症状が重症化することがあります。

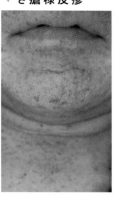
▼ **ざ瘡様皮疹**

○ 皮膚乾燥

EGFR 阻害薬が投与されることで、皮膚のバリア機能が低下します。皮脂減少や汗腺機能の低下が起こり、皮膚の角層内の水分量が減少し、皮膚乾燥が引き起こされます。EGFR 阻害薬の投与後、1〜2 か月ごろから症状がみられます。

症状としては、皮膚の乾燥に伴って手指に亀裂が生じ、ときに強い痛みが生じることもあります。

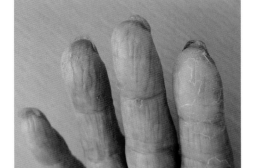
▼ **皮膚乾燥**

保湿を目的に、ヘパリン類似物質や尿素系クリーム剤などを使用します。亀裂があるときは副腎皮質ホルモン（ステロイド）軟膏などが処方されます。痛みが強いと、がん薬物療法の治療自体の延期がされることもあります。重症化しないように、症状が現れる前から保湿を続けることが有効です。

▼ 爪囲炎

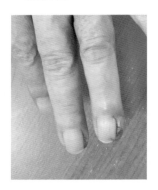

▼ 爪囲炎のケア

保湿剤や副腎皮質ホルモン（ステロイド軟膏）の塗布、テーピングや、洗浄方法などを指導します。

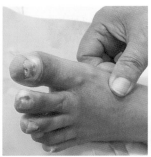
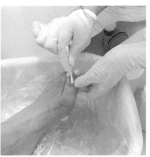

足趾に爪囲炎が出現している。

爪と指の間を広げて綿棒を使った洗浄方法を指導。

○ 爪囲炎

EGFR阻害薬の投与によって爪の周囲に発赤・腫脹、疼痛などが生じ、重症化すると肉芽が生じることがあります。そうなると歩きづらいなど日常生活にも影響があり、患者さんのQOL低下の一因ともなります。

○ 手足症候群（Hand-Foot Syndrome）

手足症候群とは、皮膚の基底細胞が阻害される状態のことです。エクリン汗腺の障害、エクリン汗腺からの薬剤分泌などによって生じるといわれています。

細胞障害性抗がん剤による手足症候群ではびまん性に発赤を認め、重症化すると痛みや水疱を生じます。一方で、分子標的薬では、手関節やかかとなど圧力がかかりやすい部分に限局的に紅斑や水疱を生じます。

手足症候群の初期症状としては、手のひらや足底部に発赤、しびれ、「チクチク」とした痛みから始まります。中等度になると、発赤が手のひらや足底部全体に広がり、皮膚が角化することや皮膚の落屑がみられます。さらに重症化すると疼痛や水疱が生じます。

細胞障害性抗がん剤の場合は、投与後2～12日後から発現することが多く、分子標的薬では、治療後2～4週間後に生じることが多いです。

▼ 手足症候群

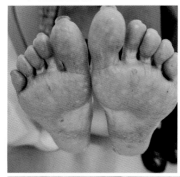

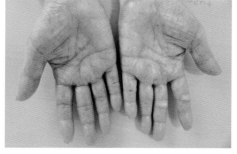

▼ **手足症候群が出現しやすいおもな薬剤**

細胞障害性抗がん剤	代謝拮抗薬	●内服：カペシタビン（ゼローダ®）、テガフール・ギメラシル・オテラシルカリウム（ティーエスワン®） ●注射：フルオロウラシル（5-FU）
	アントラサイクリン系	●注射：ドキソルビシン・リポソーム製剤（ドキシル®）
分子標的薬 （マルチキナーゼ阻害薬）		●内服：アキシチニブ（インライタ®）、ソラフェニブ（ネクサバール®）、レゴラフェニブ（スチバーガ®）、ベムラフェニブ（ゼルボラフ®）、ダブラフェニブ（タフィンラー®）、スニチニブ（スーテント®）、パゾパニブ（ヴォトリエント®）

● 手足症候群のケア

●熱いお湯は皮膚への刺激が強いため、ぬるいお湯を使用します。

●足底部を圧迫することで状態が悪化するため、長時間の運動や、足底をしめつけるような硬い靴やハイヒールを履くことを控えます。

●経口薬の場合、患者自身が症状を早期発見し、症状の程度に合わせて、対処や内服の中止、緊急時の連絡を行う必要があります。症状が重症化するようなサイン（疼痛や水疱など）をモニタリングしてもらい、患者自身で休薬の判断ができるように支援していくことが重要です。

免疫チェックポイント阻害薬による皮膚障害

　免疫チェックポイント阻害薬によって発現する免疫関連有害事象（irAE）には、皮膚関連の有害事象もあります。掻痒感、発疹、皮膚炎、発赤などの症状があります。

　スティーブン・ジョンソン症候群（SSJ）、中毒性表皮融解症（Toxic Epidermal Necrolysis：TEN）などの重症の皮膚障害も、まれに出現します。症状が持続する、急激に増悪する、発熱や疼痛が出現するなどの兆候があれば、皮膚専門医の鑑別診断が必要となります。免疫チェックポイント阻害薬単独よりも、併用療法にはより多くの副作用出現への注意が必要です。

02 皮膚障害へのケア

　皮膚障害へのケアの目標は、症状が重症化しないように主体的なケアを行えることと、QOLが維持できるようにすることです。そのために「保湿」「清潔に保つ」「刺激を避ける」の3点が重要です。

▼ **皮膚障害の予防や重症化しないように**

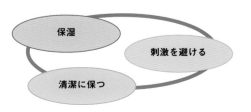

保湿

● 保湿剤を塗布することで、皮膚に潤いを与えて、皮膚のバリア機能を維持します。このことを患者さんと共有することで、ケアの目標を明確にすることができます。

● 適度な量の保湿剤が皮膚乾燥部に塗布されているかを確認します。

● 手の潤いを保つために、夜間は保湿剤を塗布したうえで、綿の手袋をつけるなどして保湿に努めます。

● 入浴後は、皮膚が乾燥しているためにすぐに保湿剤を塗ります。

清潔に保つ

● 清潔：皮膚への刺激を最小限にするために、ボディソープもしくは石けんを泡立てて、手で洗います。最近では、泡石けんも手軽に入手できるために、既製品を購入してもらうこともあります。

● ナイロンタオルのような皮膚刺激の強い物品の使用を避けます。

● シャワーや洗顔は、ぬるま湯を使います。

● 男性は女性に比べて洗顔の習慣がないために、スキンケアが適切に行われるように支援します。

刺激を避ける

● 紫外線による刺激を避けるために、外出時には、日焼け止めを塗ります（SPF30以上、PA++以上のもの）。

● ひげ剃りは、電気シェーバーを使用します。

● 締め付けや皮膚への刺激を避けるために、刺激の少ない素材の衣服を選択します（綿の素材やゆったりした衣服など）。

● 化粧品は、できるだけ刺激の少ないものを使用します。

● 引っ掻かないなど、意図的な皮膚への刺激を避けます。

●引用・参考文献
1） 山本有紀ほか．"EGFR阻害"．がん薬物療法に伴う皮膚障害アトラス＆マネジメント．日本がんサポーティブケア学会編．東京，金原出版，2018，19-87.
2） Olsen, MM. "Cutaneous Toxicities and Alopecia". Chemotherapy and Immunotherapy Guidelines and Recommendations for Practice. ONS, 2019, 501-23.
3） 水谷仁ほか．"分子標的薬治療 総論：CQ13-26"．がん患者に対するアピアランスケアの手引き 2016年版．国立がん研究センター研究開発費がん患者の外見支援に関するガイドラインの構築に向けた研究班編．東京，金原出版，2016，52-98.
4） 柴田祐司ほか．"がん治療医の視点から：重度の皮膚障害"．免疫チェックポイント阻害薬実践ガイドブック．倉田宝保ほか編．東京，メジカルビュー社，2020，164-8.

─── **よくある患者さんの声** ───

「なんで irAE が
出るのですか？」

「だるいですね。ずっと」

「今のところは大丈夫です。
このまま治療していても
何も起こらないですか？」

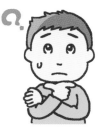
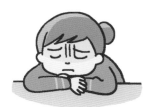
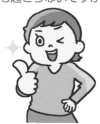

ハジケモ
ポイント！

免疫関連有害事象（irAE）のハジケモポイント

● 免疫チェックポイント阻害薬投与中の看護のポイントは、早期発見と患者教育
● 患者さんだけでなく、家族にも患者さんの変化をモニタリングできるようにサポートする
● 緊急時には、電話相談もしくは受診できる施設の調整を行う

01 免疫関連有害事象（irAE）の特徴 [1, 2]

　免疫チェックポイント阻害薬に関連した、免疫関連の有害事象を irAE（immune-related adverse events）とよびます。irAE は従来の細胞障害性抗がん剤や分子標的薬とは異なり、皮膚、消化管、腎臓、肝臓、肺、内分泌など全身に影響を及ぼすことがあります。irAE の特徴としての症状がいつごろ出現するかについての予測が困難です。

　また一部の irAE は、症状が重篤になることもあり、早期発見が重要になってきます。そのため、患者さんや家族が症状のモニタリングができるよう、治療開始前から看護師もかかわっていきたいところです。

　細胞障害性抗がん剤や免疫チェックポイント阻害薬と併用する場合は、irAE の発生頻度が増加する傾向にあります。

▼ 日本で使用できる免疫チェックポイント阻害薬（2024年7月現在）

一般名（商品名）	抗体	主な適応
ニボルマブ （オプジーボ®）	PD-1	悪性黒色腫、非小細胞肺がん、腎細胞がん、ホジキンリンパ腫、頭頸部がん、胃がん、悪性胸膜中皮腫、食道がん、MSI-High 結腸・直腸がん、原発不明がん、尿路上皮がん
ペムブロリズマブ （キイトルーダ®）	PD-1	悪性黒色腫、非小細胞肺がん、尿路上皮がん、ホジキンリンパ腫、MSI-High 固形がん、腎細胞がん、頭頸部がん、食道扁平上皮がん、乳がん、食道がん、子宮体がん、TMB-high 固形がん、子宮頸がん、胃がん、胆道がん、縦隔大細胞型 B 細胞リンパ腫
イピリムマブ （ヤーボイ®）	CTLA-4	（ニボルマブと併用）悪性黒色腫、腎細胞がん、MSI-High 結腸・直腸がん、非小細胞肺がん、悪性胸膜中皮腫
アベルマブ（バベンチオ®）	PD-L1	メルケル細胞がん、尿路上皮がん、腎細胞がん
アテゾリズマブ （テセントリク®）	PD-L1	非小細胞肺がん、小細胞肺がん、乳がん、肝細胞がん
デュルバルマブ （イミフィンジ®）	PD-L1	非小細胞肺がん、小細胞肺がん、肝細胞がん、胆道がん
トレメリムマブ （イジュド®）	CTLA-4	非小細胞肺がん、肝細胞がん
セミプリマブ （リブタヨ®）	PD-1	子宮頸がん

▼ 症状の出現時期と重症度（ベムブロリズマブの irAE の出現時期）

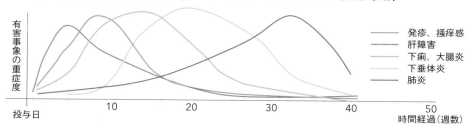

Bayer, R. et al. "Immunotherapy: Agents and Targets". Clinical Guide to Antineoplastic Therapy. 4th ed. Gullatte, MM. et al. eds. ONS, 2020, 114. から引用

▼ 症状の出現時期と重症度（イピリムマブの irAE の出現時期）

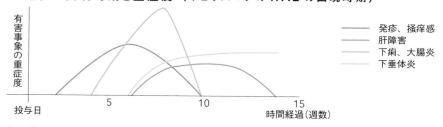

Bayer, R. et al. "Immunotherapy : Agent and targets". Clinical Guide to Antineoplastic Therapy 4th ed. Gullatte, MM. et al. eds. ONS, 2020, 104. から引用

▼ 免疫関連有害事象（irAE）はなぜ出現するの？

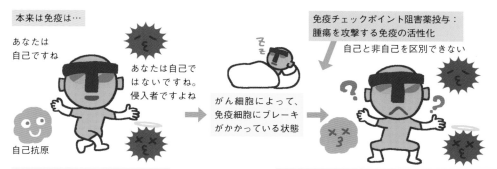

本来は免疫は…

あなたは
自己ですね

あなたは自己で
はないですね。
侵入者ですよね

自己抗原

自己には反応せず、非自己にのみ反応する状態（自分自身の抗原に対して寛容：免疫寛容）

がん細胞によって、免疫細胞にブレーキがかかっている状態

免疫チェックポイント阻害薬投与：
腫瘍を攻撃する免疫の活性化

自己と非自己を区別できない

腫瘍免疫を活性化する一方で、免疫寛容の破綻を引き起こすこともある。→自分自身の免疫抑制も低下することで、自己免疫疾患様の症状が出現する

---

02 免疫関連有害事象（irAE）症状のメカニズムや特徴

irAE の特徴として、細胞障害性抗がん剤や分子標的薬の副作用との違いは、全身のあらゆる箇所に症状が出現する可能性があるということです。また細胞障害性抗がん剤の倦怠感や食欲不振のように、症状の増強が一定期間あり、その後、消失するパターンだけでなく、irAE では症状が持続し、急激に増強する場合ケースがあることもあり、注意が必要です。

▼ 免疫チェックポイント阻害薬の治療中に、とくに注意が必要な症状

副作用は全身に出現します。

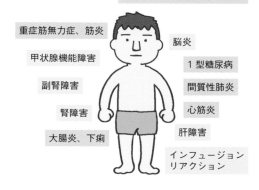

できれば早く発見したい症状

重症筋無力症、筋炎
甲状腺機能障害
副腎障害
腎障害
大腸炎、下痢

脳炎
1 型糖尿病
間質性肺炎
心筋炎
肝障害
インフュージョン
リアクション

▌点滴の管理

○ 投与量

● ニボルマブ、ペムブロリズマブ、アテゾリズマブ、トレメリムマブ、セミプリマブは、基本的に体重にかかわらず、「1 回○ mg」と投与量が決まっています。デュルバルマブ、アベルマブ、イピリムマブは体重に応じた投与量が基本です。

● ニボルマブとペムブロリズマブでは、同じ治療目的でも投与間隔によって投与量が異なります。当然、投与間隔が長いほど投与量は多くなります。

● 基本的に投与時の前投薬はありませんが、アベルマブだけは、抗ヒスタミン、解熱鎮痛薬の前投薬があります。

○ 投与時間

●薬剤によっては、「初回は60分」「2回目以降は初回投与の忍容性が良好であれば30分に短縮できる」など、投与時間について注釈がある場合があります。初回投与時にインフュージョンリアクションなど、投与中になんらかの症状の出現がないか、注意深く見ておく必要があります。
●投与時にはインラインフィルターを使用します。

肺障害の特徴と患者指導

　代表的なirAEである肺障害は、発生率が約3%といわれています。臨床所見では咳嗽、呼吸困難、発熱が重要なサインですが、早期では症状が出現しない場合もあります。患者さんが呼吸困難で来院されたときには、肺障害の出現も想定して、呼吸器症状の観察と、SpO_2を確認をします。

　早期発見・治療につなげるために、呼吸器症状がいつから、どの程度出現しているのかについて、患者さんが自宅で症状の変化をモニタリングできるように指導します。また重症化した場合に備えて、夜間や休日の来院場所を患者さんと確認します。

　一般的には、気道感染、放射線治療、間質性肺炎の既往や、75歳以上などは肝障害のリスクとなるため、あらかじめ多職種で情報を共有しておきます。

03 | 免疫関連有害事象（irAE）の評価方法

　全身に症状が出現する可能性があるため、問診だけでは幅広い観察にはつながりません。そのため問診表などを活用して、患者さん自身に記載してもらいます。問診表を使用するもう一つの目的は、問診表への記入を通して、患者さん自身に、自宅での療養中になにをモニタリングすればよいのか意識してもらうことです。

　問診のときは、症状をひとつずつ聞くのでなく、症状群ごとに聞いていきます。

例 患者さんから「だるい」「息が苦しいときがある」といった発言があった場合、間質性肺炎を疑うのであれば、「発熱は？」「咳は空咳ですか？」な

▼ 問診表の例

免疫チェックポイント阻害薬　問診票

息切れ、空咳が出る、微熱といった症状はありましたか？
□ある→いつからどんな症状でしたか？
□ない

手足に力が入りにくい、頭痛、めまいといった症状はありましたか？
□ある→いつからどんな症状でしたか？
□ない

下痢、排便回数の増加、腹痛、血便といった症状はありましたか？
□ある→いつからどんな症状でしたか？
□ない

皮膚にブツブツやかゆみといった症状はありましたか？
□ある→いつからどんな症状でしたか？
□ない

どの関連する症状を聞いていきます。

04 免疫関連有害事象（irAE）の治療とケア

▼ 気づいておきたい免疫関連有害事象（irAE）の兆候とマネジメント

代表的な症状	マネジメント
《皮膚障害》 発疹、発赤、掻痒感、疼痛、表皮剥離、水疱、皮膚の変化	●基本的な皮膚ケア（清潔、保湿、刺激を避ける）を行う ●刺激があるときには、引っ掻いたり、硬いタオルの使用を避ける ●急速に発疹が広がる、掻痒感が強い、炎症や腫脹が強くなるなど症状が急速に増悪したときには、すぐに医療者に連絡する
《腹部症状》 下痢、心窩部痛、胃けいれん、悪心・嘔吐、食欲不振、倦怠感、発熱	●水様便が続く、また1日の排便回数が普段に比べて急激に増加した場合や、日常生活に影響が出るような場合は早めに連絡をしてもらう ●突発的な強い腹痛を感じたときには、受診を検討する ● CTCAEでは、普段の排便回数よりも7回以上増えたらGrade3に当たる ● irAEによる下痢は重症化すると副腎皮質ホルモン（ステロイド）による治療を行うため、通常よりも症状が長引く場合には、早めに受診を検討してもらう
《呼吸器症状》 咳嗽、息切れ、胸痛	●早期の場合は無症状の場合もある。咳嗽が新規出現、もしくは増強した場合は早期に連絡してもらう ●強い胸痛や呼吸困難感があれば、早期に連絡もしくは受診を検討してもらう。
《肝障害》 発熱、悪寒、倦怠感、悪心、食欲不振、右上腹部痛、眼球黄染、皮膚黄疸、内出血、易出血	●症状が出ない場合もあるが、左記の症状が出現した場合は、電話相談や受診の検討をしてもらう ●とくに急に黄疸や腹部膨満感などが出現した場合は、急激な増悪も疑われるために、すぐに連絡してもらう
《内分泌症状》 倦怠感、頭痛、発熱、悪心・嘔吐、めまい、眠気、意識障害	●左記の症状が続く場合は、電話で相談するか、受診を検討してもらう ● 1型糖尿病の疑いがあれば、口渇、多飲、多尿などの症状が出現することがある ●重症化することで、昏睡などの意識障害につながることもあるために、本人だけでなく、家族にも症状の経過を知ってもらうことが大切となる ●甲状腺機能障害の場合、動悸、発汗、発熱、下痢、振戦、体重減少などの症状の出現にも注意

▌ 患者教育 [5]

● 免疫チェックポイント阻害薬使用時に、治療に対する不安の軽減やセルフケア支援、irAEのマネジメントや医療者への連絡方法などの患者教育を治療前に行うことで、QOLの向上につなげていきます。

● 重篤なirAEが出現した場合、治療を中断せざるを得ません。そのため、患者や家族がirAEの早期発見と早期に報告できることを目標とします。具体的には、患者さん・家族に症状の兆候や身体の変化に気づいてもらうなど、モニタリングができる力をつけること、また、いつ、だれに報告してもらうかなどを共有します。

● 免疫チェックポイント阻害薬の特徴は、治療中止後もirAEが出現する可能性があるために、治療終了後もモニタリングを続けてもらうよう指導します。

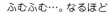

ちょっとハジケモポイント● 「情報のアップデート」

看護師が免疫チェックポイント阻害薬のような新たな薬剤について指

導するときは、情報をつねにアップデートすることが必要です。たと

えば、市販開始後に新たな副作用が注意喚起されたり、投与時間が変

更されたこともあり、つねに情報を入手し共有することを意識します。

ふむふむ…。なるほど

●引用・参考文献
1) 日本臨床腫瘍学会編．"免疫チェックポイント阻害薬の副作用管理"．がん免疫療法ガイドライン．第2版．東京，金原出版，2019，19-74．
2) Schwartz,RN. Principles of Immunology and Immunotherapy. Guide to Cancer Immunotherapy. Walker,SS. eds. ONS, 2018, 19-52.
3) Bayer,R. et al. "Immunotherapy: Agents and Targets". Clinical Guide to Antineoplastic Therapy. 4th ed. Gullatte,MM. et al. eds. ONS, 2020, 99-123.
4) Sherry,V. "Innune Checkpoint Inhibitors". Guide to Cancer Immunotherapy. Walker,SS. eds. ONS, 2018, 67-94.
5) Wood,LS. et al. Immune Checkpoint Inhibitor Therapy: Key Principles When Educating Patients. Clin J Oncol Nurs. 23(3), 2019, 271-80.
6) 金田裕靖ほか．"副作用対策"．免疫チェックポイント阻害薬 実践ガイドブック．倉田宝保ほか編．東京，メジカルビュー社，2020，41-198．

MEMO

01 ｜ オンコロジックエマージェンシー

　オンコロジックエマージェンシーとは、がんそのもの、もしくはがん治療による重篤な有害事象が出現し、原因精査と治療を緊急に行わなければならないような状態のことをいいます。

　がん患者は、通常よりも全身状態が悪化していたり、免疫力が低下していたり、臓器が正常に機能していない場合もあることから、重症化しやすいことが考えられます。またこれらの有害事象のなかには、急速に重症化するものも含まれているため、看護師も初期の兆候や症状に注意して、早期介入へつなげることが必要です。

はじめてのがん化学療法のコトバ●

「Oncologic emergencies」
Oncologic emergencies（オンコロジックエマージェンシーズ）の日本語訳として、「がんエマージェンシー」「がん緊急症」「オンコロジーエマージェンシー」「オンコロジカルエマージェンシー」など、さまざまに訳されています。本書では、英語原文に近い「オンコロジックエマージェンシー」を使用します。

02 ｜ オンコロジックエマージェンシーの特徴

患者・家族への教育が必要

病院で起こるとは限りません。当然、自宅での療養中でも起こります

異常があれば、見逃さない。アセスメントを行う

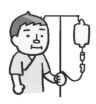

抗がん剤の治療だけが要因ではなく、ほかの治療中でも起こりえます。治療していなくても起こる可能性があります。

とにかく急ぐ
（検査、治療など）

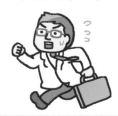

有害事象によっては、数時間で重症化して、生命の危機に至ることもあります。

オンコロジックエマージェンシーは、がん患者さんであれば、いつでも起こる可能性があります

▼ オンコロジックエマージェンシーのおもな症状

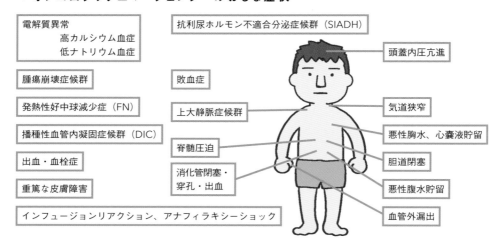

電解質異常
　　　高カルシウム血症
　　　低ナトリウム血症

抗利尿ホルモン不適合分泌症候群（SIADH）

頭蓋内圧亢進

腫瘍崩壊症候群

敗血症

発熱性好中球減少症（FN）

上大静脈症候群

気道狭窄

播種性血管内凝固症候群（DIC）

脊髄圧迫

悪性胸水、心嚢液貯留

出血・血栓症

消化管閉塞・
穿孔・出血

胆道閉塞

重篤な皮膚障害

悪性腹水貯留

インフュージョンリアクション、アナフィラキシーショック

血管外漏出

---

03 ｜ おもな症状

症状①：血栓症

どのようながんで できやすいの？	●膵臓がん、胃がん、肺がん、卵巣がん、結腸・直腸がん、脳腫瘍、腎がん、膀胱が ん非ホジキンリンパ腫、白血病など
どんな病態？ なぜなるの？	●血栓症は、血液に血栓が形成された状態をいい、静脈性と動脈性があります。 静脈血栓塞栓症（VTE）は、深部静脈血栓症（DVT）と肺血栓塞栓症（PE）に 分類されます。 ●VTE は非がん患者に比べてがん患者では約5倍 [6] の発症リスクといわれていま す。PE は、DVT などの深部静脈の血栓が遊離して、血流に乗って肺動脈に塞 栓することで、肺塞栓症を起こします。 ●がん患者の DVT はさまざまな要因がありますが、一般的には、（1）血流のうっ 滞、（2）血管内皮細胞障害、（3）過凝固状態の Virchow（ウィルヒョウ）の3 徴が知られています。がん患者の場合は、❶患者に関連したリスク、❷がんそ のものによるリスク、❸治療に関連したリスク因子があります。 ❶ 患者関連因子：高齢者、性別（女性＜男性）、肥満、DVT の既往、 ❷ 病態関連因子：がんの部位、病期や期間（がん患者は血液凝固能が亢進して 　　いることがあるため） ❸ 治療関連因子：VEGF 阻害薬（ベバシズマブなど）、サリドマイド、レナリ 　　ドミドなどの使用、手術の既往、輸血など。 ●そのほかのリスク：腎不全、血栓症の既往、脱水、感染症、長期臥床など。
どんな症状が 出るの？	●初期は症状が出現しないこともあります。 ●深部静脈血栓症（DVT）：片側の上下肢の腫脹や浮腫、疼痛、熱感、皮膚の変色 など ●肺血栓塞栓症（PE）：呼吸困難、胸痛、低酸素症、頻呼吸、低血圧
	● PE の重症例では死亡リスクも高いために、早期に治療介入が必要です。

ハジケモ ポイント	●治療前から、個々のリスクを評価し、異常の早期発見につなげます。抗凝固薬が処方されている場合は、薬剤管理をサポートします。リスクのある患者さんには長時間の座位を避ける、四肢のサイズを測定する、水分を十分にとってもらうなどを指導します。

症状②：腫瘍崩壊症候群（Tumor Lysis Syndrome：TLS）

どのようながんでできやすいの？	●悪性リンパ腫、急性白血病、多発性骨髄腫など、腫瘍量が多い、がん細胞の増殖が活発ながん。それ以外でも、腫瘍量が多い、薬物療法に感受性がよい固形がんでも出現します。治療薬の選択など治療方法によっても異なります。 ●治療の誘因としては、分子標的薬治療やCAR-T療法などのがん薬物療法のほかに放射線治療でも発現することがあります。
どんな病態？ なぜなるの？	●がん薬物療法などによって腫瘍細胞が大量に崩壊すると、血中にカリウム、核酸、タンパク、リンなどが放出され、高尿酸血症、高カリウム血症、高リン血症などの代謝異常が生じます。 ●数時間から数日で重篤化する場合もあり、生命を脅かすこともあります。 ●腫瘍量が多く、細胞が急速に増殖しているような腫瘍で起こりやすいです。
どんな症状が 出るの？	●初期は無症状のことがあります。 ●高リン酸血症、高カリウム血症、高尿酸血症、低カルシウム血症、腎機能障害

分類	症状
高カリウム血症	初期症状：頻脈、QT間隔延長、STの延長 重症化：T波の増高、心室頻拍（VT）、心室細動（VF）、心停止 そのほか：悪心・嘔吐、脱力感、下痢、金痙攣など
高リン血症	無尿、乏尿、浮腫、高血圧、急性腎不全、悪心・嘔吐、下痢、昏睡、痙攣
高尿酸血症	急性腎不全
低カルシウム血症	テタニー（無意識に手足が痙攣する）、間隔異常、筋痙攣、不整脈、低血圧、心不全、痙攣

ハジケモ ポイント	● TLSは発症の予防が重要となります。そのためにはTLSのリスクについて、事前に多職種で共有しておきます。 ●治療はTLSのリスクに応じて、大量補液、利尿剤、高尿酸血症の治療が行われます。高尿酸血症に対しては、尿酸生成阻害薬のフェブキソスタット（フェブリク®）アロプリノール（ザイロリック®）や尿酸分解酵素薬であるラスブリカーゼ（ラスリテック®）の投与の検討がされます。

症状③：上大静脈症候群（superior vena cava syndrome）

どのようながんでできやすいの？	●肺がん（小細胞肺がん、非小細胞肺がん）、悪性リンパ腫（非ホジキンリンパ腫）、食道がん、甲状腺がん、乳がん、転移性縦隔腫瘍など ●がん以外：中心静脈留置カテーテル（とくに鎖骨下静脈に留置した場合）、心疾患、感染症、外傷など
どんな病態？ なぜなるの？	●上大静脈がなんらかの原因で圧迫されることで、血管が狭窄もしくは閉塞したことで生じる症候群です。 ●上大静脈は、頭部、頸部、上肢などの上半身の血液を集めて心臓に流れる太い静脈で、周辺を複数のリンパ節や気管支や胸骨の縦隔に囲まれています。そのため、なんらかの病変があれば、すぐに圧迫されてしまいます。

	●圧迫が生じると、側副血行路が怒張を起こしたり静脈血のうっ滞するなどし、その結果、頭蓋内圧が亢進して、頭痛やめまいなどの症状が出現します。
どんな症状が出るの？	●初期は、画像上では狭窄していても、実際には無症状で自覚のない場合があります。進行すると、頸部・上肢の浮腫、チアノーゼや顔面の発赤が生じます。進行すると、胸痛、肩こり、また側副血行路や静脈の怒張などが生じます。 ●重症例では、顔面の浮腫や紅潮など咳嗽、安静時の呼吸困難感が出現することもあり、生命を脅かす可能性もあります。
ハジケモポイント	●治療は、重症で緊急性が高いときには、IVRによるステント留置が検討されます。呼吸困難感があるときには、半座位や安楽な姿勢への工夫、酸素投与を検討します。末梢血管からの輸液は上半身から行うと症状の増悪につながる可能性もあるために、下半身から点滴確保を行います。 ●看護師は、普段からバイタルサイン測定や、頸部や上肢の腫脹の有無を確かめます。患者さんには、自覚症状が出現したら速やかに医療者に報告するように指導します。

---

04 | 患者指導・ケア

オンコロジックエマージェンシーが疑われたとき

　まず最初に、患者さんにどんなことが起こっているのかをアセスメントします。それと同時に緊急性を考慮して、バイタルサインを測定（体温、脈拍、血圧、呼吸数、SpO₂）し、気道の確保、呼吸状態の評価、循環動態の評価、意識レベルの確認などに努めます。

緊急時の体制

　がん薬物療法を行うことは、なんらかのオンコロジックエマージェンシーが起こる可能性があります。そのため、患者への緊急時の連絡先を明確にする必要があります。

●引用・参考文献
1）　松三絢弥ほか．"上大静脈症候群"．オンコロジックエマージェンシー．日本がん看護学会監．東京，医学書院，2016，54-60．
2）　齋藤亜由美ほか．"Oncologic Emergenciesと全身管理"．What's New in Oncology 癌治療エッセンシャルガイド．改訂4版．佐藤隆美ほか編．東京，南江堂，2019，440-51．
3）　日本臨床腫瘍学会編．"TLSの定義・病態，TLSの予防と治療"．腫瘍崩壊症候群（TLS）診療ガイダンス．第2版．東京，金原出版，2021，5-8，36-42．
4）　小暮啓人ほか．"オンコロジック エマージェンシー"．新臨床腫瘍学．改訂第6版．日本臨床腫瘍学会編．東京，南江堂，2021，647-7．
5）　中根実．"腫瘍崩壊症候群，上大静脈症候群，静脈血栓塞栓症"．がんエマージェンシー：化学療法の有害反応と緊急症への対応．中根実編．東京，医学書院，2015，74-98，172-82，199-223．
6）　O'Leary, CM. "Bleeding and Thrombosis". Understanding and Managing Oncologic Emergencies. 3rd ed. ONS, 2018, 1-44.

●index

●著者紹介

淺野 耕太（あさの・こうた）
京都第二赤十字病院　外来化学療法センター　看護師長
がん看護専門看護師

略歴
2001 年　大津赤十字病院看護専門学校　卒業
2001 年　京都第二赤十字病院　就職
2013 年　大阪大学大学院医学系研究科　保健学専攻　修士課程修了
2018 年　テキサス州立 MD Anderson Cancer Center 短期留学
2020 年　京都第二赤十字病院　外来化学療法センター　看護師長（現在に至る）

資格など
がん看護専門看護師、がんゲノム医療コーディネーター
J-Top（Japan Team Oncology Program）メンター
看護系大学院、専門学校　非常勤講師

おもな執筆歴
『プロフェッショナルがんナーシング』　第 6 巻 5、6 号　「CIPN とうまく付き合ってい
　くためにどうすればいい？」（メディカ出版, 2016 年）
『YORi-SOU がんナーシング』「ケアのスタートは会話から！患者さんからどうやって
　引き出す？がん薬物療法の副作用」（メディカ出版, 2020 年）
『看護技術』「事例で考える予防的スキンケア：大腸がん薬物療法中の予防的スキンケ
　ア」（メヂカルフレンド, 2020 年）
『がん看護』「免疫チェックポイント阻害薬～知って実践！免疫関連有害事象マネジメ
　ント～」（南江堂, 2020 年）
『緩和ケア』「緩和ケア× IT ×教育　がん看護教育のオンライン化」（青海社, 2021 年）

所属学会
　日本がん看護学会
　日本専門看護師協議会
　日本緩和医療学会
　Oncology Nursing Society (ONS)

ハジケモ〜がん薬物療法の看護のポイントがわかる
－図表＆イラスト＆手技動画でケモ"はじめてさん"にすぐ役立つ！

2021年11月10日発行　第1版第1刷
2024年7月20日発行　第1版第3刷

著　者　淺野　耕太

発行者　長谷川　翔

発行所　株式会社メディカ出版
　　　　〒532-8588
　　　　大阪市淀川区宮原3－4－30
　　　　ニッセイ新大阪ビル16F
　　　　https://www.medica.co.jp/

編集担当　山田美登里／井奥享子
装　幀　喜來詩織（エントツ）
イラスト　藤井昌子
組　版　株式会社明昌堂
印刷・製本　株式会社シナノ パブリッシング プレス

ISBN978-4-8404-7588-4

Printed and bound in Japan

当社出版物に関する各種お問い合わせ先（受付時間：平日9：00〜17：00）
●編集内容については、編集局 06-6398-5048
●ご注文・不良品（乱丁・落丁）については、お客様センター 0120-276-115